子どもがかかりやすい

病気とけがの大事典

［監修］

あきやま子どもクリニック院長

秋山千枝子

くもん出版

子どもがかかりやすい 病気とけがの大事典 もくじ

からだの部分の名前…4

第1章 病気やけがを予防しよう

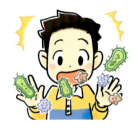

手洗い、うがいはなぜ大事なの？…6
免疫力を高めよう…8
睡眠が大事…10
食べ物に注意しよう…12
現代の生活がもたらす病気とは？…14

けがに注意しよう！…16
生活習慣病ってなに？…18

コラム 子どもに
生活習慣病が増えている！…20

第2章 ウイルスや細菌の病気

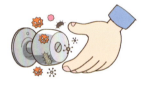

感染症ってなに？…22
ウイルスと細菌はどうちがう？…24
感染症はどうやってうつるの？…26
ワクチンってなに？…28
感染症と治療の歴史…32

かぜはウイルスが原因…36
細菌のいろいろ…54

コラム 感染症は一度かかると
二度とかからないって本当？…66

第3章 アレルギーの病気

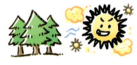

アレルギーってなに？…68
アレルギーになったら？…70
花粉症のいろいろ…72

食物アレルギーのいろいろ…81

コラム ステロイドは危険なの？…82

第4章 注意したい目の病気と症状

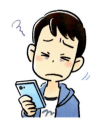

目のしくみを知っておこう…84

なぜ視力が低下するの？…86

コラム ストレスで
目が見えにくくなる？…96

第5章 そのほかの気をつけたい病気

口の中の病気を知ろう…98

鼻や耳の病気を知ろう…104

血液の病気を知ろう…106

皮膚の病気・トラブルを知ろう…108

熱中症ってなに？…112

コラム 睡眠不足は健康の大敵…114

第6章 こんなときはどうするの？

熱が出たとき…116

やけどをしたとき…118

ころんだり落下したりしたとき…120

すり傷や切り傷ができたり、
とがったものがささったりしたとき…122

ねんざや脱臼、
骨折をしてしまったら？…124

指や爪にけがをしてしまったら…126

動物にかまれたり、
虫にさされたりしたら…128

目や耳、鼻になにか入ったら…130

ＡＥＤの使い方を知っておこう…132

薬を上手に使おう…134

50音順さくいん…136

●本書で取り上げた症例や治療法等の各種データは、病気への理解を深めるための参考としてお使いいただくために掲載しているもので、実際の症状確認や治療については、必ず医師や医療機関の判断に従い、勝手な判断や治療は行わないようにしてください。

●本書は、2017年9月時点で入手した情報に基づいて編集されたもので、現状と合わない場合もあります。

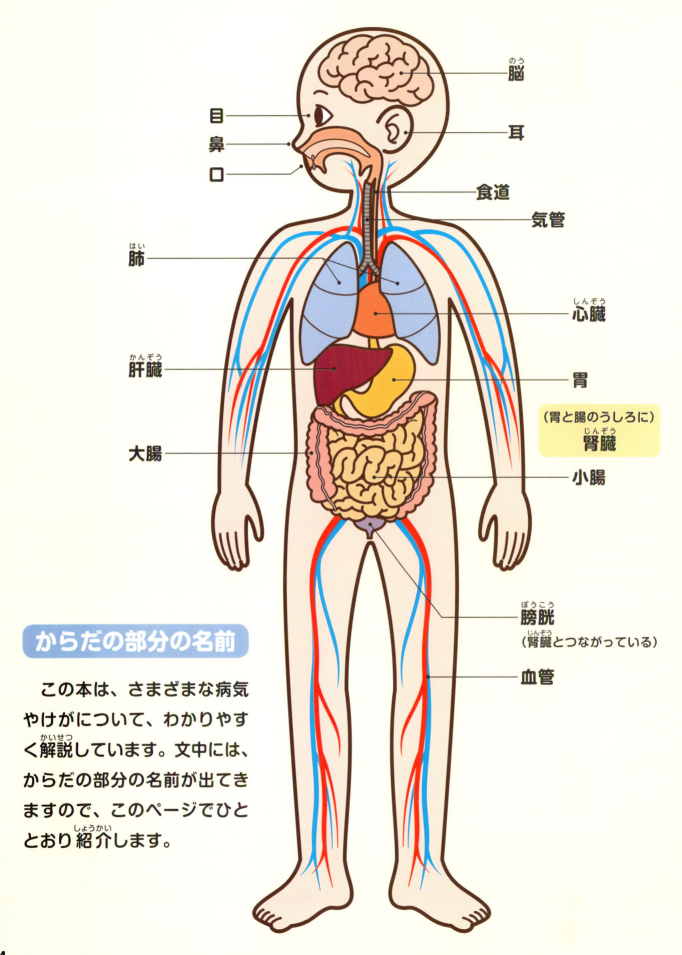

からだの部分の名前

　この本は、さまざまな病気やけがについて、わかりやすく解説しています。文中には、からだの部分の名前が出てきますので、このページでひととおり紹介します。

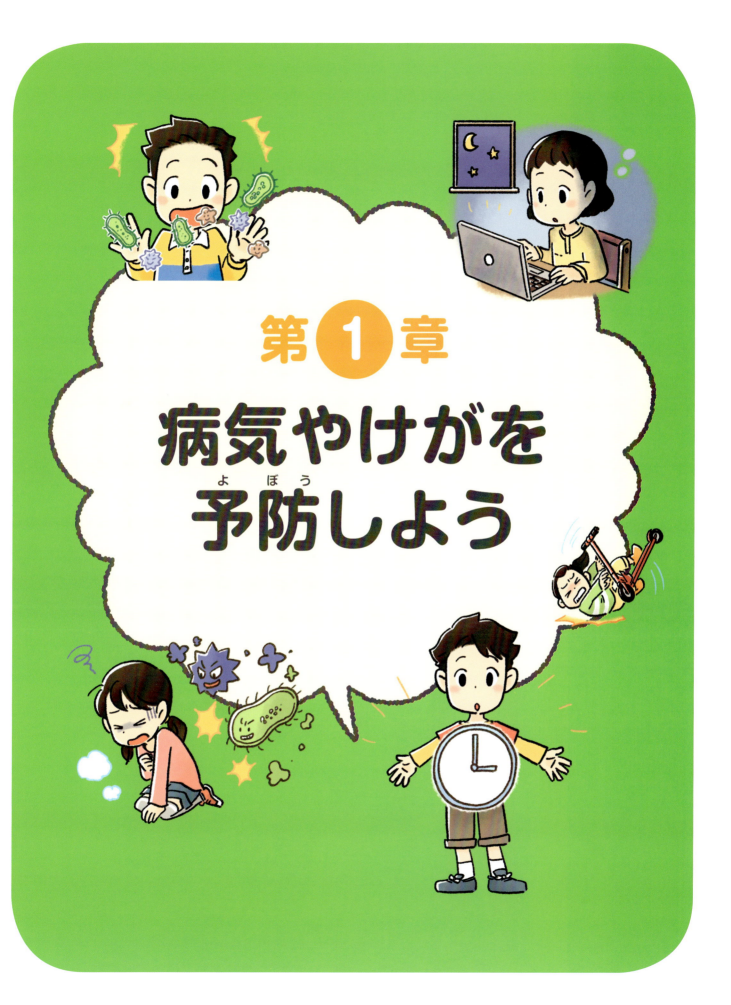

手洗い、うがいはなぜ大事なの？

毎日の生活の中で、子どもたちにもできる病気の予防法が、「手洗い」と「うがい」です。なぜ、手洗いやうがいが病気の予防に効果的なのでしょうか？　正しい手洗いとうがいの方法もおぼえておきましょう。

ばい菌が手や口について病気を引き起こす

子どもがかかりやすい病気の多くは、細菌やウイルスなどのばい菌によってうつります（→22ページ）。こうした病気にかからないようにするために、誰にでもすぐできる予防法が、手洗いとうがいです。

ばい菌は、からだの中に入って増えることで病気を引き起こします。そこで手洗いやうがいによって、細菌やウイルスを洗い流し、体内に入らないようにします。手洗いとうがいは、食事の前などに定期的に、また外から帰ってきたら必ずおこないましょう。

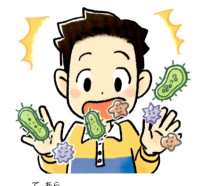

正しい手洗いとうがいのやり方

手洗いは、手をぬらしてからせっけんなどを泡立てて、手のひらや手の甲はもちろん、指や爪のあいだ、手首までていねいに洗い、水で十分にすすいでください。

また、手をふくタオルやハンカチは、病気がうつるのをふせぐために、自分専用のものを使いましょう。
　うがいは、まず口をすすいでからおこないます。

正しい手洗い

1. 手をぬらしてからせっけんを泡立てて、手のひらと手の甲をよく洗う
2. 指を1本ずつ洗い、両手をもむようにして指のあいだを洗う
3. 爪のあいだを洗い、手首を片方ずつ洗う
4. 流水で十分にすすいで、水分をしっかりふきとる

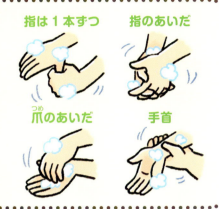

正しいうがい

1. 水を口にふくみ、2〜3回強くクチュクチュしながら洗って、水を吐き出す
2. もう一度水を口にふくみ、上を向いて、のどの奥の方で10〜15秒ガラガラとうがいをして、水を吐き出す（これを数回くり返す）

部屋の湿度を適切にたもつことも大切

　かぜやインフルエンザの予防に、手洗いやうがいはとても大切ですが、それとあわせておこなうとよいのが、「加湿」です。空気が乾燥すると、鼻やのどなどの粘膜が乾燥してしまい、病気にかかりやすくなってしまいます。また、空気が乾燥することで、ウイルスが飛び散りやすくもなります。
　そこで、加湿器を使うなどして室内の湿度を高くすること（加湿）で、からだの粘膜の乾燥やウイルスの飛び散りをふせぎ、病気にかかりにくい環境をたもつことができます。

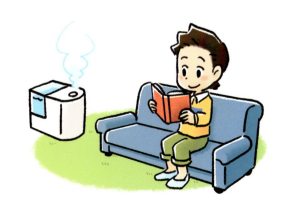

第1章　病気やけがを予防しよう

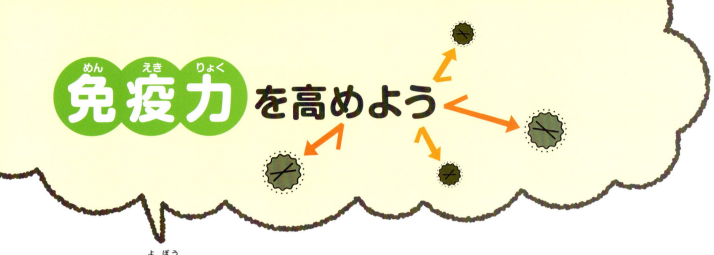
免疫力を高めよう

病気を予防し健康でいるためには、人がもともと持っている病気をふせぐ働き「免疫力」を高めることが大切です。それでは免疫力とはどのようなものなのでしょう？ そのしくみや働き、免疫力の高め方などについて見ていきましょう。

免疫力ってなに？

人のからだには、外から入ってくる異物や危険な物質などからからだをまもるためのしくみがあります。これを、「免疫システム」といいます（→68ページ）。からだに入ってこようとする異物や危険な物質には、細菌やウイルス、寄生虫などのほか、自分以外の人から移植された臓器もあります。

これらの異物から自分のからだをまもるために、免疫システムは、まず異物を見つけ出します。それが自分のからだにとって危険な場合は、攻撃したり、異物からの攻撃からからだをまもるように働きます。こうした免疫システムが持つ力を、一般的に「免疫力」と呼んでいます。

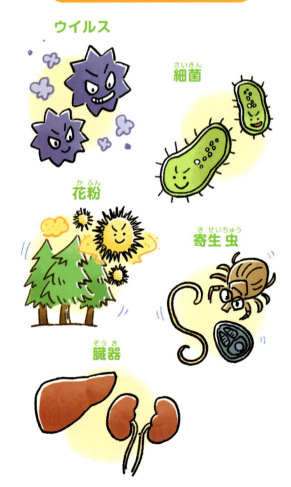

からだに入る異物

ウイルス　細菌　花粉　寄生虫　臓器

免疫力が落ちるとどうなるの？

　免疫力が落ちてしまうと、免疫システムがうまく働かず、自分のからだをまもることができなくなってしまいます。このため、細菌やウイルスなどの危険な異物が、体内に入って増えてしまい、病気になってしまいます。

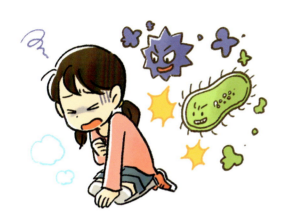

　免疫力は、からだが元気なときほどしっかりと働きます。逆に、からだや心がひどくつかれていたり、寝不足だったり、食事の栄養バランスがかたよったりしていると、免疫力は低下します。すると病気にかかりやすくなったり、治るまでに時間がかかったり、病気がより重くなったりします。

免疫力を高めるにはどうすればいい？

　免疫力を高めるには、バランスのよい食事と適度な運動、そして規則正しい生活が大切です。朝・昼・夕と3回の食事をきちんととり、肉だけ、お菓子だけといった、かたよった食べ方をしないことが大事です。ジュースの飲みすぎにも注意しましょう。

　また、体育の授業だけでなく、休みの日も散歩やスポーツをするなど、できるだけからだを動かすようにすると、免疫力が高まります。そしてからだを動かしたら、ぐっすりと眠ることも大切。夜ふかしはさけて、毎日決まった時間に寝る習慣をつけましょう。

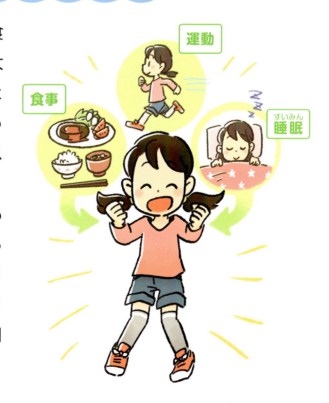

第1章 病気やけがを予防しよう　9

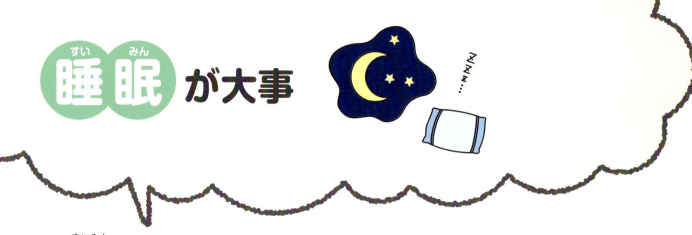

睡眠が大事

睡眠は、心や体のつかれをいやし、子どもの成長にも欠かすことができません。しかし、最近は睡眠に問題のある子どもの数が増えています。しっかりと眠るためには、体内時計のしくみを理解して、規則正しい生活をすることが大切です。

生きていくのに欠かせない睡眠

人が生きていく上で、欠かすことのできないのが睡眠です。睡眠は健康に大きな影響を与えますが、なぜ人のからだには睡眠が必要で、どのような利点があるのかは、医学的にわかっていない点もあります。

適切な睡眠時間は、人によって大きくちがいますが、ふつう1日6〜10時間といわれています。しかし、最近では子どもの4〜5人に1人が、睡眠の乱れや睡眠障害などの問題があるといわれています。

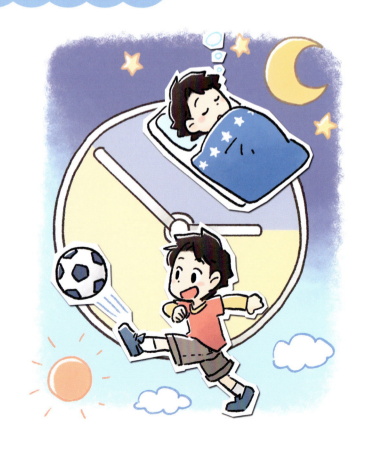

体内時計ってなに？

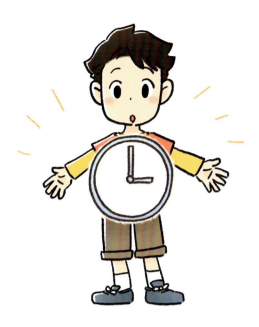

　人間は、朝に目ざめ、日ざしなどの明るい光をあびてから、およそ14〜16時間たったころに少しずつ眠気を感じるようになっています。こうしたリズムを「体内時計」といいます。
　不規則な生活が続くと、体内時計も不規則になってしまいます。そうなると、昼間でも眠くなって、勉強や運動に集中できなくなったり、寝不足で免疫力が下がるなどといった問題が起こってしまいます。

よい睡眠習慣のコツは早起き

　よい睡眠をとるためのコツは、朝に早起きする習慣をつけることです。そのとき、たとえばベランダに出て日ざしをあびたり、窓辺で外を見たりすることで、体内時計が正しくセットされ、しだいに生活習慣が朝型となります。
　朝型の生活習慣になると、自然に夜は早く眠くなってくるので、「早寝・早起き」の生活リズムができあがります。早起きになれていなくて、起きたあともなかなか眠気がとれない場合は、短時間の昼寝を生活に取り入れるのもよいでしょう。

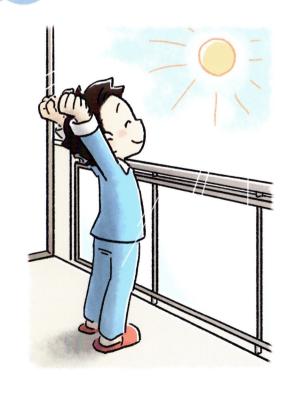

第1章　病気やけがを予防しよう　11

食べ物に注意しよう

お菓子やジュースなど、ついつい食べすぎたり、飲みすぎたりしてしまいがち。しかし、食べすぎや飲みすぎは、急な腹痛の原因にもなります。そのほかにも、生物を使った料理や子どもの肥満など、食べ物に関する注意点を見てみましょう。

食べすぎ、飲みすぎはなぜダメなの？

必要以上に食べすぎたり、飲みすぎたりしてしまうと、「胃腸炎」という病気を引き起こすことがあります。

たとえば、食事の量が多すぎたり、消化しにくいものやふだん食べなれていないものを食べたりすると、胃がいつも以上に食べ物を消化しようとし、胃酸（食べ物の消化に必要な液体）を出しすぎて、お腹が痛くなることがあります。また、冷たいものを飲みすぎても、消化不良や胃の痛みが起こることがあります。

生物を食べるときは注意しよう

お寿司や刺身など、日本の料理には生物を使うメニューが少なくありません。こうした料理は、新鮮なものであれば、とてもおいしく問題はないのですが、鮮度が落ちていたり、ばい菌などがついていたりすると、それを食べることで、感染性胃腸炎（→ 41 ページ）などの感染症を起こすことがあります（「食あたり」

ともいいます)。

　生物を食べるときは、鮮度に十分注意すると同時に、自分のからだの調子も考えて、おなかの調子があまりよくないときは、できるだけ食べないようにするとよいでしょう。

最近増えている子どもの肥満

　食べすぎはもちろん、砂糖などがたくさん入ったジュースなどの飲みすぎは、肥満の原因になります。とくに最近、子どもの肥満や糖尿病が、大きな問題になっています。逆に、スタイルを気にしすぎて、大人のようにダイエットをすることも、子どもの発育にはよくありません。

　朝・昼・夕と規則正しく、適切な量の食事をとり、ジュースなどは飲みすぎないように心がけましょう。肥満ややせすぎをふせぐには、子どもの「成長曲線」に示されている数値をめやすに、体重を確認するとよいでしょう。

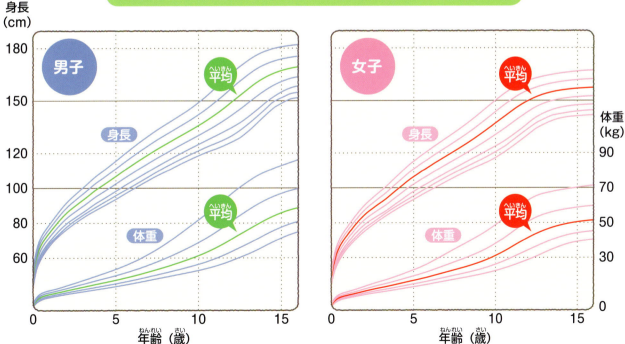

成長曲線（2000年度横断的標準身長・体重曲線）

※出典：一般社団法人日本小児内分泌学会：横断的標準身長・体重曲線（男女）
著者：加藤則子、磯島豪、村田光範 他：Clin Pediatr Endocrinol 25：71-76,2016

現代の生活がもたらす病気とは？

スマートフォンやパソコンなどのデジタル機器が普及し、インターネットが子どもたちにとっても当たり前のツールになっています。また、子どもたちのあいだでも、ストレスが問題になっています。いまの社会は、子どもたちの心やからだに、どんな影響があるのでしょうか？

スマートフォンやタブレットは目に悪いの？

現代の生活に、スマートフォンやタブレット、パソコンといったデジタル機器は欠かせません。一方で、まだ普及してから日が浅いため、これらが人のからだに与える影響については、医学的な検証が完全にはできていないのが現状です。

しかし、一部の専門家のあいだで、デジタル機器の画面から出るブルーライトという光線が、目に悪影響を与えているとする意見もあります。子どものあいだはスマートフォンやタブレットを使わないようにする、というのはむずかしいのですが、長時間の使用をできるだけ避けるようにするといいでしょう。

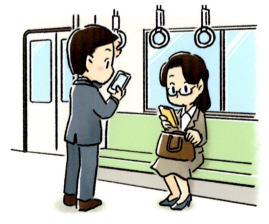
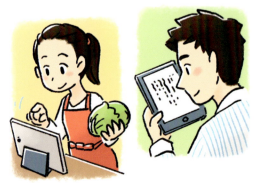

心とからだに悪影響を与える「ネット依存」

インターネットの普及で、日常生活に支障が出るほどインターネットに夢中になってしまう「ネット依存」の人が増えています。これは大人だけではなく、子どもたちのあいだでも深刻な問題になっており、2012～2013年に厚生労働省によっておこなわれた調査では、ネット依存がうたがわれる中高生が全国で50万人以上もいることがわかりました。

ネット依存は、生活習慣の乱れをはじめ、睡眠障害、視力の低下、体力の低下といったからだへの影響のほか、心の成育にも悪影響を与える可能性が指摘されています。

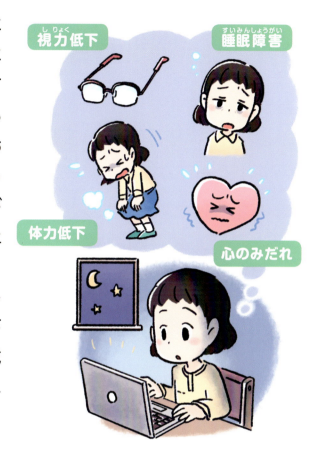

ストレスがもたらすさまざまな症状

現代の子どもたちの生活は、大人の社会と同じように、さまざまなストレスにさらされているといわれています。そもそも「ストレス」とは、外部からの刺激によって心やからだに生じる反応のことで、その原因もふくめてストレスと呼ばれています。

ストレスが生まれると、心やからだではそれを解消しようとする防御反応が働きます。その反応がはげしくなると、さまざまな不調につながるのです。たとえば、からだの反応としては、心身症としての消化性潰瘍や気管支ぜんそくなど、心の反応としては、不安や抑うつ、それによる過食症などがあります。

けがに注意しよう！

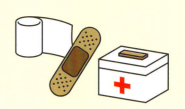

　子どもたちが生活をする家庭や学校は、本来、安全で落ち着けるところであるべきです。しかし、こうした日常生活の場にも、事故やけがの原因となるさまざまなリスクがひそんでいます。事故やけがをふせぐために、リスクについて知っておきましょう。

子どもたちのヒヤリ・ハット体験

　2013年に、東京都が小学生やその父母を対象に、日常生活の中で、実際に事故やけがなどにはならなかったけれど、「ヒヤリ」としたり、「ハッ」としたりした体験についてアンケートをおこないました。それによると、子どもたちの身のまわりには、意外な危険があることがわかってきました。
　たとえば、振りまわしたかさが顔に当たったり、ころんだときに胸に下げていた水筒で胸を打つなど、さまざまな体験があげられています。

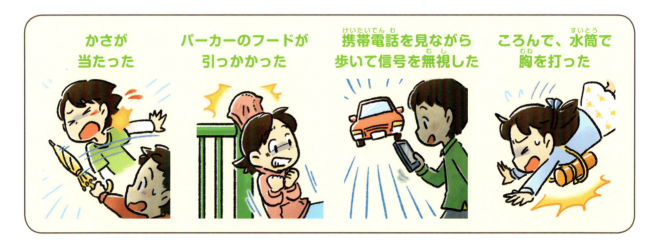

かさが当たった　　パーカーのフードが引っかかった　　携帯電話を見ながら歩いて信号を無視した　　ころんで、水筒で胸を打った

家の外には、事故やけがの原因がいっぱい！

家の外には、さまざまな事故やけがの危険があります。たとえば、公園の木にのぼろうとして、落ちて骨折したり、キックスケーターでころんで歯を折ってしまったりという例があります。

自転車による事故では、転倒はもちろん、かさやリュックサックのひも、マフラーやスカートが車輪に巻き込まれることもあります。

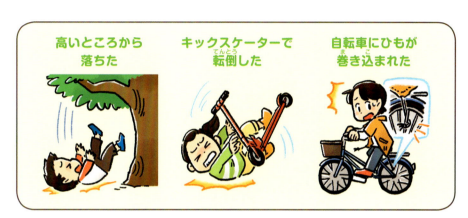

注意したい家の中でのケガ

外に比べると、家の中は安全だと思いがちですが、意外なところに危険がひそんでいます。たとえば、台所で、まだ熱いガスコンロやIHクッキングヒーターにさわってやけどをしたり、ガスコンロの火が髪について焼けてしまったりというケースがあります。

部屋では、ネジのゆるんだイスがこわれて転倒したり、折りたたみイスをふみ台にしてころんでしまったり、二段ベッドの上で遊んでいて板が抜けたりするなどの例もあります。

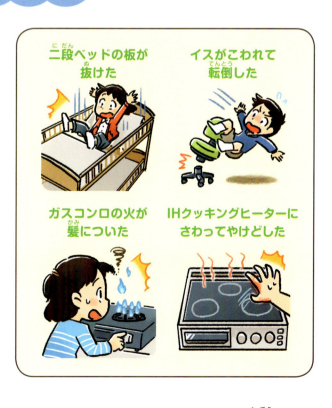

生活習慣病ってなに？

糖尿病や高血圧症などは、かつては「成人病」として大人の病気とされていましたが、現在ではその症状の大半が子どもにもあらわれており、「生活習慣病」と呼ばれるようになりました。多くの日本人の死亡原因となっているこの病気は、はたしてどんな病気なのでしょうか？

生活習慣病はこんな病気

生活習慣病は、その名のとおり生活習慣が原因で起こる、肥満や高血圧症などの病気の総称です。栄養バランスのかたよった食事、不規則な食事時間、お酒やたばこのとりすぎ、睡眠不足、運動不足など、いろいろな生活の乱れが日常的になり、長期間続くことが原因となります。

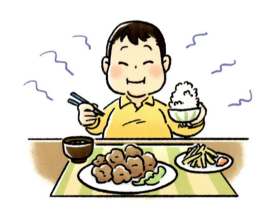

肥満

肥満は、からだにたくさんの脂肪がついた状態のことです。基本的には、毎日適度な運動をすること、バランスのとれた食生活を続けること、お菓子やジュースをたくさんとらないことが改善につながります。肥満は高血圧症や糖尿病、心臓病などの原因にもなるので、早めに気づいて治すようにしましょう。

高血圧症

心臓から送り出される血液の圧力が異常に高くなるのが、高血圧症です。子どもの場合は肥満が原因になるほか、腎臓や心臓、神経系などの病気が原因となるケースも多く見られます。高血圧症だとわかったら、早めに治療することが大切です。

脂質異常症（高脂血症）

血液中のコレステロール（脂質の成分のひとつ）などが異常に多くなるのが、脂質異常症です。血液がドロドロになって血管がつまりやすくなり、脳卒中や心筋梗塞などを引き起こします。脂肪分の多いものを食べすぎることがおもな原因ですが、遺伝性の場合もあります。
まずは原因を特定して、食事による場合は食生活を改善し、遺伝性の場合は専門の治療をおこないます。

糖尿病

糖尿病は、血液中の糖分（ブドウ糖）の量を調節する「インスリン」の働きが悪くなるために起こる病気です。つかれやすい、いつもだるい、食べてもやせる、のどがかわく、おしっこの回数が多いなどの症状が出たら、お医者さんに診てもらいましょう。
糖尿病は2つのタイプがあり、肥満でも、やせていてもなります。治療には長い期間が必要です。

2タイプある糖尿病のちがい

	1型糖尿病	2型糖尿病
体格	やせ型の人に多い	肥満の人に多い
年齢	若い人に多い	成人も子どももいる
原因	免疫システム（→68ページ）の異常	食生活、運動不足、ストレス、遺伝など
発症	突然	じょじょに
おもな症状	のどのかわき、おしっこの回数増など	無症状の人も多い
治療	インスリン注射	食事療法、運動療法、インスリン注射、血糖降下薬など

第1章 病気やけがを予防しよう　19

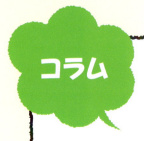

子どもに生活習慣病が増えている！

　生活習慣病は、毎日の生活習慣が原因で起こる病気ですが、最近、大人に多かった生活習慣病が、子どもたちのあいだでも増えています。

　これは、食生活の欧米化はもちろん、子どもが外でからだを動かして遊ばなくなったり、テレビゲームやスマートフォンが中心の生活になったりしたことなども要因ではないかと考えられています。近年、日本では生まれたときの体重が少ない子どもの割合が増えていますが、そのような子どもほど、将来の生活習慣病のリスクが高いという説があります（Barker 仮説）。

　生活習慣病は、本人に自覚症状がないまま病状が進み、気がついたときには、さまざまな合併症（おもな病気の悪化によって、あわせて引き起こされる病気）によって、深刻な状態になっていることが少なくありません。また、子どものあいだに生活習慣病になってしまうと、病気にかかっている期間が長くなり、大人になるころには、多くの合併症が起こる可能性が高くなります。

　このような生活習慣病を予防するためには、体重を適正にたもち、肥満にならないようにすることが大切です。そのためには、バランスのよい食事を心がけ、運動を積極的に行ったりするのがよいでしょう。子どもはもちろん、家族全員で取りくむことが大事です。

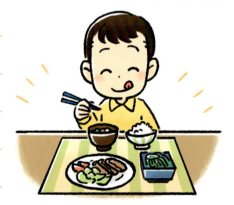

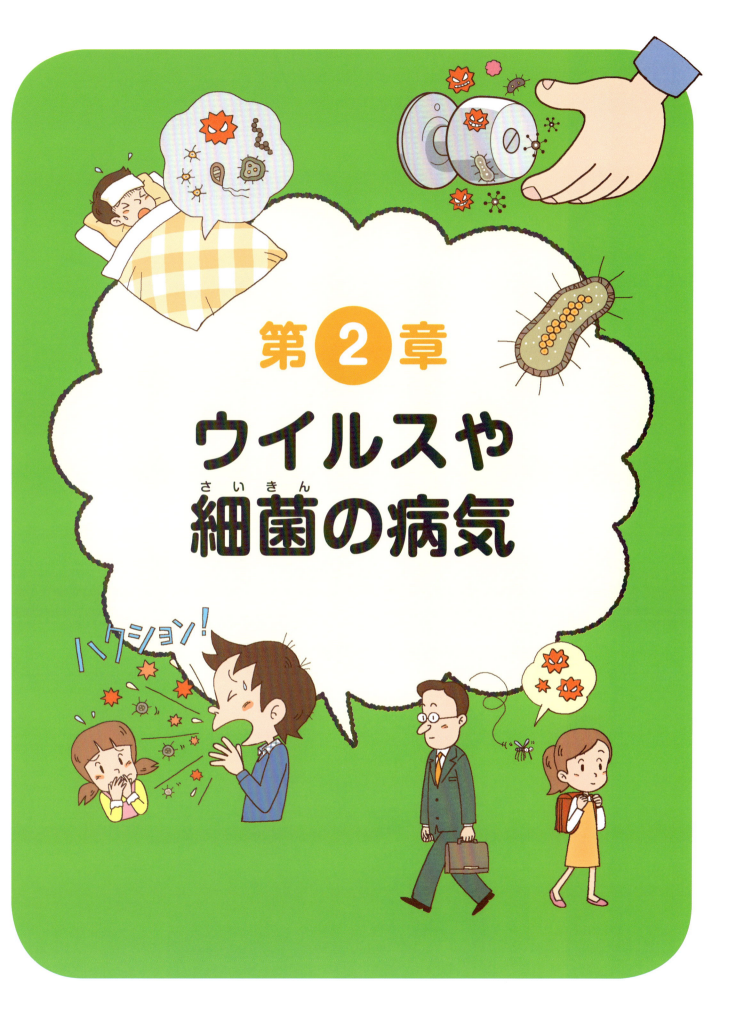

感染症ってなに？

毎年、冬に近くなると、日本中でインフルエンザ（→38ページ）が話題になります。また、時期や地域によって、水ぼうそうや手足口病なども流行します。こうした感染症とは、そもそもどんな病気なのでしょうか？

感染症ってなに？

感染症は、からだの中に細菌やウイルス、寄生虫などの病原体が入りこんで起こるさまざまな病気のことです。病原体がからだの中に入ってすみつく（定着する）と、そこから活動をはじめます。病原体が少しずつ増えて、ある程度の数になると、発熱や腹痛、下痢といった症状が出ます。

インフルエンザや水ぼうそうといった病気は、こうしたたくさんの感染症の中のひとつなのです。

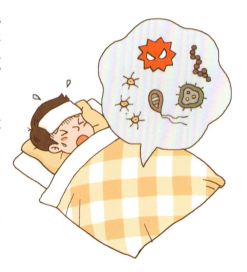

病原体が入りこむと、みんな病気になるの？

病原体がからだに入ると必ず病気になるわけではなく、病原体がある程度増えないと、症状は出ません。なぜなら、私たちのからだには、病原体を増やさず、退治するしくみ（免疫システム→68ページ）がそなわっているからです。

免疫システムは、病原体を見つけて攻撃指令を出す細胞や、病原体を攻撃する細胞など、いろいろな細胞（免疫）が手分けをしてからだをまもります。症状が出るまでに病原体をやっつけることができれば、症状は出ません。

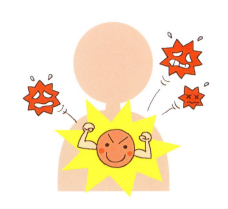

免疫は経験することで強くなる？

　免疫には、年齢が若いほど弱いという弱点があります。これは免疫が、一度出あった病原体をしっかり覚え、ふたたび入ってきたときに働きはじめるからです。
　免疫がはじめて病原体に出あったとき、「本当に悪さをするのか」を見きわめ、病原体の特徴を覚えるのに時間がかかり、そのあいだに症状が悪化してしまうことがあります。しかし、治ったあとでふたたびその病原体と出あったときは「あいつだ！」とすばやく判断し、症状がひどくなる前にやっつけてしまいます。だから、いろいろな菌やウイルスにふれてきた大人は症状が出にくいのです。
　つぎの表を見ると、からだが弱ってくるお年寄りと、免疫が整っていない子どもが感染症に弱いということがわかります。

インフルエンザで入院した人の年齢構成（2016年11月〜2017年4月）

年齢＼月	11月	12月	1月	2月	3月	4月	合計
0〜9歳	87	271	1,207	844	459	223	3,091
10〜19歳	16	69	241	154	74	21	575
20〜29歳	11	26	69	48	20	10	184
30〜39歳	10	27	102	82	30	11	262
40〜49歳	8	32	123	81	35	20	299
50〜59歳	14	61	209	145	75	24	528
60歳以上	244	776	4,142	2,917	1,291	475	9,845

※『平成29年4月28日　インフルエンザの発生状況について』（厚生労働省）より抜粋改訂

ウイルスと細菌はどうちがう?

「ばい菌に注意」などというときは、細菌だけでなく、ウイルスやカビなどもふくんだ意味で使われていて、「病原微生物*」といいます。正確には、細菌やウイルス、カビはそれぞれ別のものです。

細菌は単細胞生物

細菌は、ひとつの細胞（生物のからだを形作るもっとも小さい単位）を持つ単細胞生物です。乳酸菌や納豆菌など人のからだに役立つ細菌もあれば、ブドウ球菌など有害な細菌もあります。カビは菌類の一種で、細菌とちがい多細胞生物です。

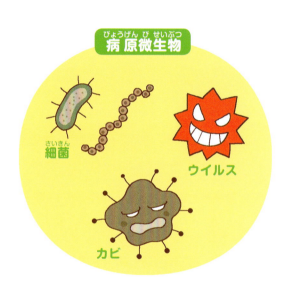
病原微生物

ウイルスは細胞の中で増える

一方、ウイルスはタンパク質のカラに、遺伝子（RNA、DNAなど）があるだけの微生物で、細胞を持っていません。細胞は分裂によって増えていきますが、ウイルスは自分だけでは生きていくことができず、ほかの生物の細胞に入りこむことで増殖していきます。

*この本では、病原微生物や寄生虫などをふくめて、「ばい菌」「病原体」と呼んでいます。

細胞の中でウイルスが増殖し続けると、細胞はこわれて死んでしまいます。そうすると、ウイルスは別の細胞に入り込み、増殖を続けて生きのびていくのです。

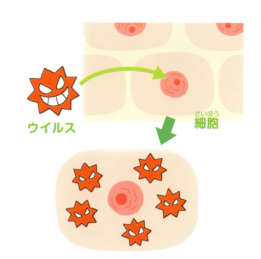

細菌とウイルスの大きさ比べ

細菌とウイルスでは、その大きさもまったくちがいます。

細菌の大きさをあらわす単位はマイクロメートル（μm）で、1マイクロメートルは1000分の1ミリメートルです（ミクロンともいいます）。一方、ウイルスの大きさをあらわす単位はナノメートル（nm）で、1ナノメートルは1000分の1マイクロメートルです。

つまり、ウイルスは細菌よりもはるかに小さく、電子顕微鏡でないと見ることができません。

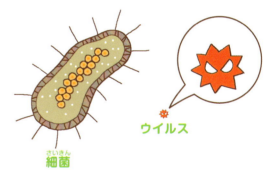

おもな細菌とウイルスの大きさ

	種類	大きさ
細菌	結核菌	0.3〜0.6 × 0.5〜0.4（μm）
細菌	ブドウ球菌	0.8 × 1.0（μm）
ウイルス	インフルエンザウイルス	直径80〜120（nm）
ウイルス	ノロウイルス	直径27〜37（nm）

※神奈川県衛生研究所ホームページ等より

感染症はどうやってうつるの？

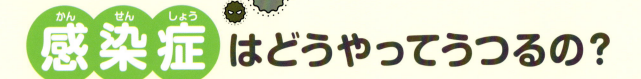

細菌やウイルスなどの病原体がからだに入って症状が出る感染症。では、病原体はどこからからだに入るのでしょう？ 実は、感染する経路（道のり）は何種類もあり、病原体によってちがうのです。

咳やくしゃみでうつる（飛沫感染・空気感染）

人が咳やくしゃみをしたとき、つばや鼻水などの目に見えない小さな水滴（分泌物）も一緒に飛びちります。その小さな水滴の中に入っている病原体が、ほかの人の口や鼻に入って感染することを「飛沫感染」といいます。インフルエンザや風疹、おたふくかぜなどがあります。
「空気感染」は、飛沫感染の水分がかわいたものです。軽いので、空気中をただよい、それを吸いこんで体内に入ります。水ぼうそうやはしかが代表的です。

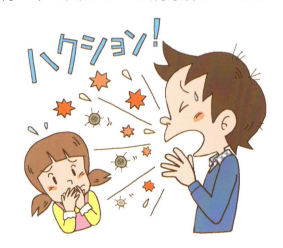

ふれることでうつる（接触感染）

病原体にふれることで体内に入りこむのが「接触感染」です。たとえば、病原体のついたドアノブや水道の蛇口、タオルなどにさわり、その手を洗わないま

ま口や鼻などをさわってしまうとうつります。ノロウイルスやO-157などがあり、感染した人が吐いたものや排泄物からもうつります。

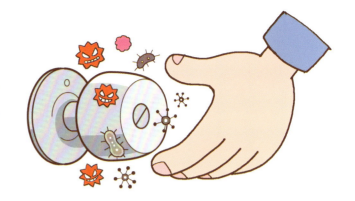

血からうつる（血液感染・ベクター感染）

B型肝炎やC型肝炎などは、血からうつる病気で、「血液感染」といいます。たとえば、感染した人の血にさわり、それが自分の傷口などから体内に入ってうつります。消毒していない注射針や歯の治療、輸血などからうつることもあります。

また、「ベクター感染」といって、人以外の動物からうつることもあります。感染者の血を吸った蚊に刺されてうつる日本脳炎やマラリアが有名です。鳥やコウモリなどからうつる病気もあります。

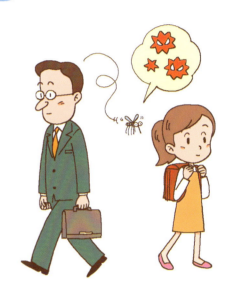

病気を知れば大丈夫！

感染症にはいろいろありますが、こわがったり、病気の人をむやみに避けたりする必要はありません。まずは、家に帰ったらていねいな手洗いとうがい、人の多いところでは目の細かいマスクをつける、こまめに消毒するといった習慣をつけることが大切です。

そして、病気をよく知ることです。それがどんな病気かを知れば、予防法がわかって、感染をふせぐことができます。健康な人は、病原体と戦っている人を助け、応援してあげましょう。

第2章 ウイルスや細菌の病気

ワクチンってなに？

　感染症をふせぐ方法のひとつに、「ワクチン」があります。ワクチンは、感染症によってそれぞれ種類があり、みなさんもこれまでに何度か経験しているでしょう。では、ワクチンとはどんなものでしょうか？

ワクチンってどんなもの？

　ワクチンは、非常に弱い、または無力になった病原体が入った液体です。それを注射などでからだの中に入れます。すると、からだの中で免疫と病原体が出あい、免疫システム（→68ページ）が働きます。しかも、ほとんど無力の病原体なので、症状はほとんど出ません。ワクチンをからだの中に入れると、つぎに同じ病原体に感染しても、症状が出ないか、とても軽くすみます。

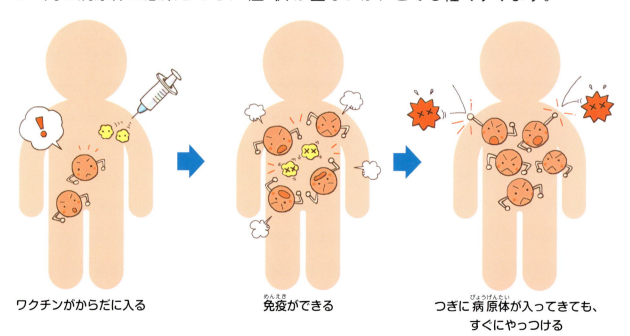

ワクチンがからだに入る　→　免疫ができる　→　つぎに病原体が入ってきても、すぐにやっつける

ワクチンにはどんな種類があるの？

ワクチンを注射することを「予防接種」といいます。日本で使われているワクチンは、約20種類。BCGワクチンなどのように打つことが法律で決まっているもの（定期接種）と、インフルエンザワクチンなどのように自分の判断で打つもの（任意接種）があります。また、ワクチンの中には、病原体を弱くした「生ワクチン」と、生きたワクチンをふくまない「不活化ワクチン」とがあります。

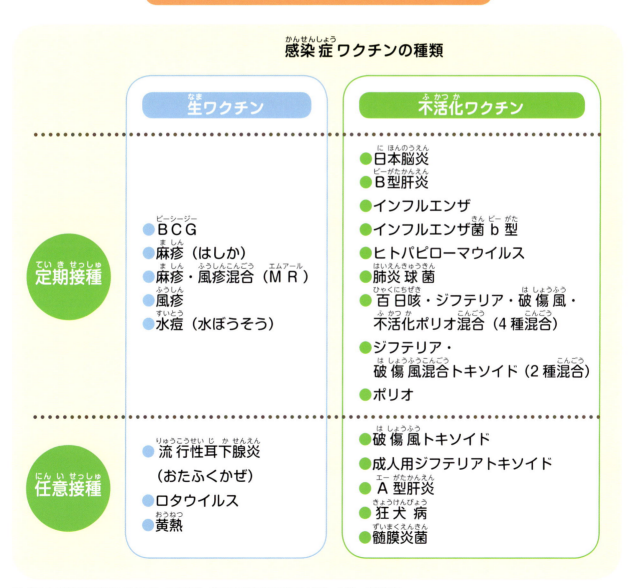

※『日本で接種可能なワクチンの種類』（国立感染症研究所HP）より一部改変

第2章 ウイルスや細菌の病気　29

ワクチンはどうやって作るの？

インフルエンザ（→ 38 ページ）のワクチンを例に、ワクチンの作り方を見てみましょう。

インフルエンザワクチンができるまで

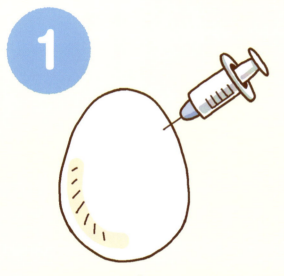

1 インフルエンザウイルスをふ化鶏卵（ひよこになる前のニワトリのたまご）に入れて、ウイルスを増やす（培養）

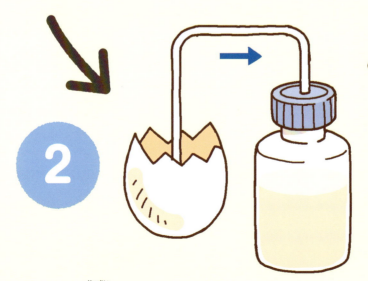

2 増えたウイルスをたまごから取り出す（精製・濃縮）

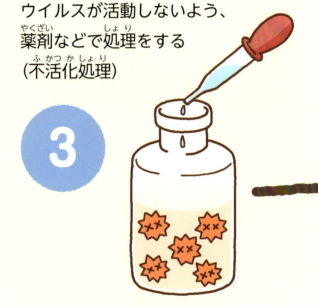

3 ウイルスが活動しないよう、薬剤などで処理をする（不活化処理）

※イラストはイメージです。実際の作業とはことなります。

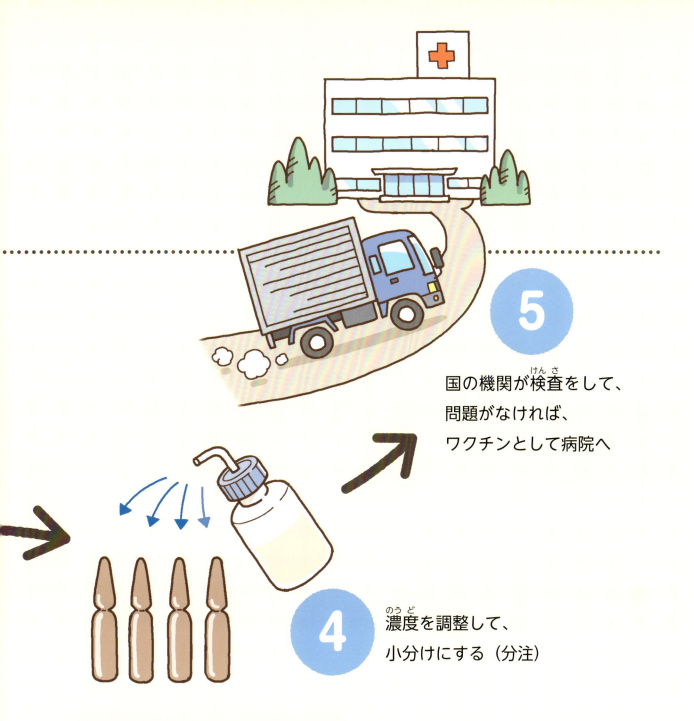

5 国の機関が検査をして、問題がなければ、ワクチンとして病院へ

4 濃度を調整して、小分けにする（分注）

ワクチンで感染症をふせごう！

予防接種は、感染する前に打たなければなりません。そのため、病原体によっては、赤ちゃんのころからどの時期に打てばよいかが国で決められています。インフルエンザなどは、流行するウイルスのタイプが毎年ちがうので、毎年打つ必要があります。海外へ行くときにも、現地で病気にかからないように、日本を出発する前に打つことがあります。

第2章 ウイルスや細菌の病気　31

感染症と治療の歴史

いまでこそ、いくつもの感染症に対する特効薬やワクチンがあります。しかし、むかしは細菌やウイルスの存在も知られておらず、原因不明の病として、効果があるかどうかわからない薬草にたより、神にいのっていた時代がありました。

細菌の発見

細菌が最初に発見されたのは、17世紀のことといわれています。それから約200年が経った19世紀後半、ドイツの医師コッホが炭疽菌を人工的に増やすことに成功しました。

その後、病原体となる細菌が次々と発見されたことで、これまでの原始的な治療から、病原体をやっつけるための治療へと変わっていきました。

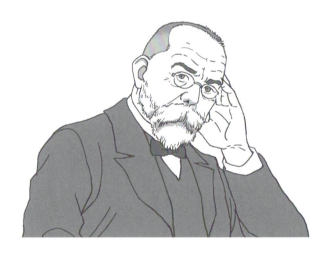

病原体となるおもな細菌の発見

1877年 :	炭疽菌
1882年 :	結核菌
1883年 :	コレラ菌
1884年 :	ジフテリア菌
1889年 :	破傷風菌
1894年 :	ペスト菌
1897年 :	赤痢菌

ウイルスの発見

ウイルスが発見されたのは、細菌よりもおそい1892年のことです。ロシアの生物学者イワノフスキーが細菌の実験中に見つけました。タバコモザイクウイルスという、植物の病気を引き起こすウイルスでした。しかし、ウイルスはあまりに小さいため、顕微鏡では見えません。「細菌よりも小さな病原体がいる」という程度の話でした。

はじめて人間がウイルスを見たのは、電子顕微鏡が開発され、ウイルスの結晶化に成功した1930年代のことです。

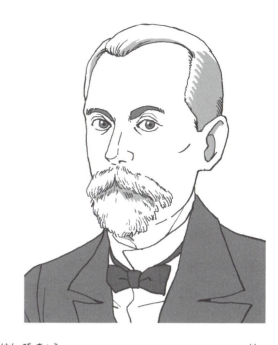

予防接種の歴史

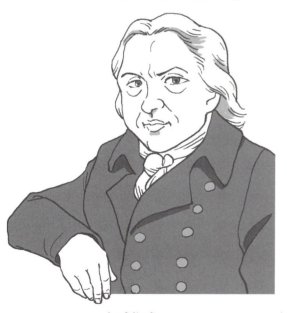

古代、病気の人のうみやかさぶたを、健康な人に直接つけて免疫を作るという治療が行われていたという説があります。免疫という考え方がない時代、「こうしたら治った」という経験で行われていたのでしょう。しかし、これは危険な治療法です。

近代の安全な予防接種は、18世紀末にイギリスの医師ジェンナーによる天然痘の予防接種が最初です。ジェンナーは牛痘(牛の病気)のうみから抽出した液を健康な人につけ、症状が出ないことを証明しました。ジェンナーの方法が日本で本格的に広まったのは、緒方洪庵らが種痘所を開く19世紀半ばのことです。

第2章 ウイルスや細菌の病気

抗生物質の発見

　細菌やウイルスが病気の原因とわかったことで、病原体だけをやっつける薬の開発がはじまりました。

　抗生物質とは、細菌などの微生物の発育や動きを止める薬です。青カビから抽出されたペニシリンが最初の抗生物質とされています。

　1928年、イギリスの細菌学者フレミングが、ある日、黄色ブドウ球菌という細菌を植えつけた皿にカビが生えているのを発見。しかし、カビのまわりだけ細菌が増えていなかったことから、青カビの抗菌性に気づき、のちのペニシリンの発見につながったといわれています。

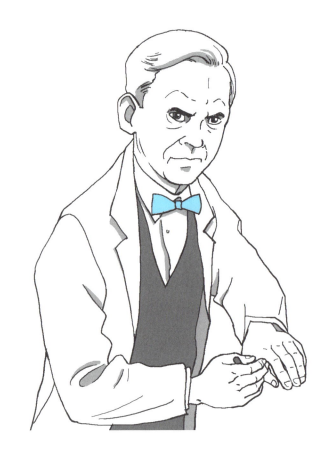

サルファ剤の発見

　1932年のドイツで、「プロントジル」という赤い染料の成分が連鎖球菌などに効果があることが実験で証明されました。人類初の抗菌薬「サルファ剤」の誕生です。

　化学的に作られるため、細菌が原因の感染症の治療薬として広く利用されるようになりました。

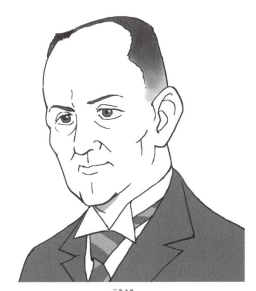

プロントジルの効用を発見した
ドイツの細菌学者ドーマク

ウイルスをたおす薬はないの？

ワクチンはあらかじめ病気をうつして免疫を作る薬で、サルファ剤や抗生物質は細菌が原因の病気にかかったときに効く薬です。

では、ウイルスが原因の病気にかかってしまったらどうすればよいのでしょう？

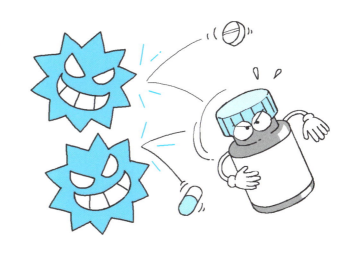

ウイルスはきわめて小さく抗生物質やサルファ剤が効かないため、遺伝物質をこわすか増えないようにするしかありません。

現在も世界中で開発が進められていますが、インフルエンザや水ぼうそうなど一部のウイルスに対する薬があるだけで、広く使える特効薬はまだないのです。

天然痘撲滅の歴史

天然痘は、みじかいあいだに多くの命をうばう病気として、むかしから非常におそれられていた病気です。しかし、予防接種ができるようになると、患者の数は急激に減っていきました。

そして、世界保健機関（ＷＨＯ）は、1958年に世界から天然痘を根絶することを宣言したのです。ＷＨＯは世界中に医師を派遣して、患者を見つけ出し、患者の周囲の人にどんどんワクチンを打っていきました。

その結果、1977年にアフリカ大陸のソマリアで出た患者を最後に、天然痘患者は出なくなり、3年後の1980年5月、天然痘が世界からなくなったことが宣言されました。

第2章 ウイルスや細菌の病気　35

かぜはウイルスが原因

いちばん身近な感染症といえば、「かぜ」。薬局でもたくさんのかぜ薬が売られていますが、実はかぜを完全に治す薬はないといわれています。では、かぜの正体はいったいなんでしょうか。

かぜってどんな病気？

かぜの正式名称は「かぜ症候群」といって、のどや鼻、気管支の炎症、咳やたん、鼻水、発熱や疲労感、ひざや腰の痛みなど、いろいろな症状の病気をまとめた呼び名です。

季節の変わり目や体力、免疫力が落ちているときにかかりやすく、回復まで数日かかることもあります。また、ほかの症状はなくなっても咳だけ長引く、ということもあります。

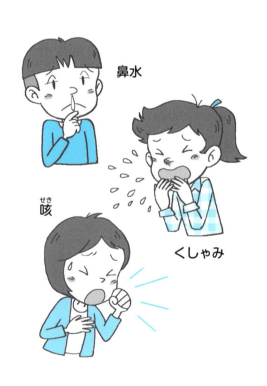

かぜのおもな原因はウイルス

原因の多くはウイルスですが、かぜウイルスといった特定のものはありません。ライノウイルス、コロナウイルス、RSウイルス、アデノウイルスなど、200

種類以上のウイルスが原因といわれています。

症状がひどくない限り、お医者さんはどのウイルスによるものかを調べることはしません。ただ、こじらせると肺炎や気管支炎などにつながるので、早めにお医者さんに診てもらいましょう。

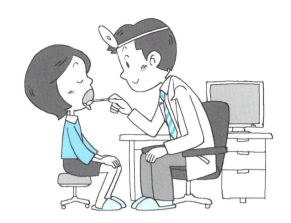

かぜの特効薬はない!?

かぜは、熱を下げる解熱剤、咳止めなどで症状をやわらげる対症療法*が中心です。それらの薬を飲み、安静にしているあいだに免疫システムが働いて、ウイルスがからだからいなくなるのを待ちます。

抗生物質や解熱剤などは、きちんと医師の指示どおりに使用することが大切です。じょうずに薬とつきあっていきましょう。

*対症療法：病気の原因を取りのぞくのではなく、症状をやわらげる治療。

ホントにやってたの？ 〜民間療法〜

むかし、現在ほど医療や薬が発達していなかった時代は、病気を治すためにいろいろなことをしました。その例をいくつかあげてみましょう。まったく効かないものもあれば、効く根拠のあるものもあります。

- のどにあたためた長ネギを巻く
- たまご酒（日本酒とたまごをまぜてあたためたもの）を飲む
- お茶でうがいをする
- 焼いた梅干を食べる
- 焼いたニンニクを食べる
- しょうが湯やくず湯を飲む
- タンポポの根をせんじて飲む

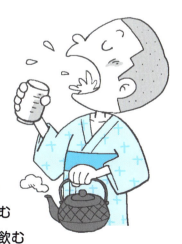

第2章 ウイルスや細菌の病気　37

インフルエンザ

どんな病気？

インフルエンザは「流行性感冒」ともいわれます。感染して1～2日後に発症し、多くは強い寒気と突然の高熱ではじまります。また、強いだるさや頭痛、咳などの症状も出ます。ひどくなると肺炎を起こしたり、呼吸困難になったりしますので、なるべく早く病院へ行って治療してもらうことが大切です。

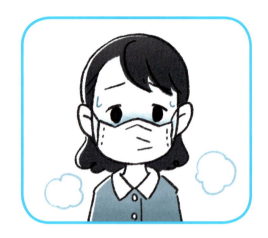

原因

原因はインフルエンザウイルスで、飛沫感染や接触感染をします。人から人への感染力が強いので、病院が患者数を国へ報告しなければいけない病気のひとつです。

治療法

インフルエンザによく効く吸入薬や飲み薬などが、何種類か存在します。一般的には「発症後48時間以内に薬を使用するといちばん効果的」といわれています。

薬を使うと1～2日程度で熱が下がり、症状がやわらぎます。ただ、症状が出てから5日をすぎるか、熱が下がってから2～3日すぎるまでは、家で安静にしておきましょう（→65ページ）。

予防法

第一の予防法は、うがいや手洗い、マスクの着用をしっかりおこなうことです。また、早めにワクチンを打っておいたり、流行しはじめたら人ごみを避けたりすることも効果的です。

もし、家族がインフルエンザになった場合は、できるだけ別の部屋で安静にしてもらうこと、免疫力の弱い赤ちゃんや子どもは近づかないようにすること、大人でも看病するときはマスクを着け、こまめにうがいや手洗いをすることが大切です。

インフルエンザウイルスにはいろいろな種類がある

インフルエンザウイルスには、大まかにA型、B型、C型の3種類があります。ウイルスの表面の形や感染する動物、遺伝子の数、流行のしやすさなどでわかれています。

また、A型の中にも別の種類（亜型）があり、かつて流行した地域から「A香港型」「Aソ連型」などと呼ばれることもあります。

インフルエンザウイルスの型によるちがい

	A型	B型	C型
亜型	非常にたくさん	なし	なし
感染する生き物	ヒト ほ乳類（ブタ、ウマなど） 鳥類	ヒト アザラシ	ヒト ブタ
遺伝子の数	8	8	7
大流行はあった？	大流行している	それなりに流行する	あまりない

※『インフルエンザウイルスについて』（ぎふ薬事情報センター資料）より一部改変

ワクチンの型は毎年ちがう

毎年、インフルエンザが流行しはじめるのは、秋のおわりごろから春にかけてです。重症化しやすい子どもやお年寄りはもちろん、仕事を休めない大人なども、流行前にワクチンを打ちます。ワクチンは型にあわせて作られているので、製薬会社はあらかじめ流行する型を予測して、それにあったワクチンを生産します。

あくまでも予測なので、はずれることもありますが、はずれたらまったく効かないというわけではありません。

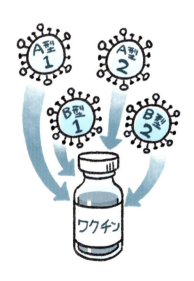

第2章 ウイルスや細菌の病気

どんな病気？ ウイルス性胃腸炎

ウイルス性胃腸炎は、原因となるウイルスによって、いくつかの種類があります。

症状は腹痛、下痢、吐き気（嘔吐）、発熱などがあります。必ず腹痛からはじまるわけではなく、発熱してから腹痛、下痢、嘔吐と続く場合もあります。

たとえばノロウイルスのように、病原体によっては非常に感染力が強いものがありますので、まずは「何が原因か」を知ることが大切です。そのうえで家族や友だちにうつさないよう、できる限り清潔さをたもつことが重要です。

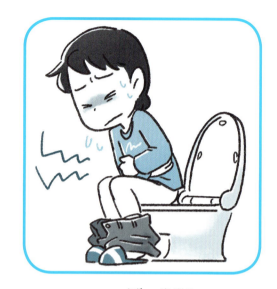

予防法

感染をふせぐには、ウイルスにふれないようにすることです。患者さんが使ったタオルやスイッチ、ドアノブ、便座などはていねいに消毒します。手洗いもていねいにおこないましょう。患者さんの吐いたものや排泄物には、直接さわらないことが重要です。看病をする人は、マスクと手袋をつけましょう。

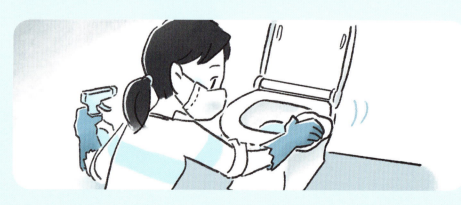

胃腸炎を引き起こすおもなウイルス

ノロウイルス

井戸水や貝などの飲食物、患者さんの吐いたものや排泄物などからうつるほか、患者さんがさわったタオルやスイッチ、ドアノブなどからうつる場合もあります。はげしい下痢のほか、嘔吐、腹痛がおもな症状で、数日間続きます。

治療は下痢を止めず、経口補水液を与えて脱水症状※を起こさないようにすることが第一です。ほかの症状には、対症療法（→ 37 ページ）をおこないます。

※脱水症状…からだの水分が不足した状態。

ロタウイルス

赤ちゃんや幼い子どもに多く、はげしい嘔吐や下痢ではじまります。便が米のとぎ汁のように白く水っぽくなることがあります。数日〜1週間ほど続き、ときには熱が出ることもあります。

治療法は、経口補水液を与えるなどの対症療法が中心で、無理に下痢を止めないことが大切です。唇のかわき具合、おしっこの量や回数などを見ながら、脱水症状が起きないよう水分を与えます。

ウイルス以外の感染性胃腸炎

ウイルス性胃腸炎以外にも、細菌や寄生虫を原因とする、いわゆる「食中毒」をふくめて「感染性胃腸炎」と呼ぶことがあります。

まずは病院へ行って原因となった病原体を知ること。そして、脱水症状が起こらないよう、経口補水液などで水分をとりながら回復を待つことが大切です。

感染性胃腸炎のおもな原因となる病原体

ウイルス性	ノロウイルス、ロタウイルス、腸管アデノウイルスなど
細菌性	腸炎ビブリオ、病原性大腸菌、サルモネラ菌、カンピロバクターなど
寄生虫	アメーバ、クリプトスポリジウム、ランブルべん毛虫など

第2章 ウイルスや細菌の病気　41

どんな病気？ ウイルス性肺炎

ウイルスが原因で肺がただれたりする（炎症を起こす）病気です。

かぜに似た症状からはじまり、発熱、はげしい咳、頭痛、強いつかれ、吐き気（嘔吐）などが生じます。かぜやインフルエンザから悪化することが多く、子どもがかかりやすいのが特徴です。

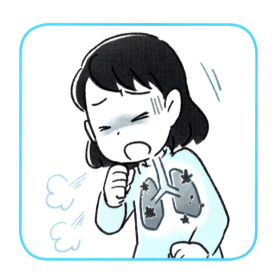

原因

原因となるウイルスは何種類もあり、インフルエンザウイルス、パラインフルエンザウイルス、RSウイルス、アデノウイルスなどが代表的です。どのウイルスでも症状は似ていますが、原因となるウイルス、症状の程度によって回復するまでの期間がことなります。

治療法

インフルエンザウイルスが原因の場合は、抗ウイルス剤を使います。そのほかのウイルスでは、解熱剤や咳止めなどで症状をやわらげる対症療法（→37ページ）が中心です。症状がひどいときには入院することもあります。

予防法

どんなウイルスでも、まずはうつされないことが大切です。マスクの着用やうがい、手洗いを習慣づけること。インフルエンザウイルスの場合は、ワクチンの接種が有効です。流行している時期は、人混みを避けることも重要です。

風疹（ふうしん）

どんな病気？

顔や首などに小さく赤いブツブツ（発疹）ができ、やがて手足に広がっていきます。また、首や耳の後ろのリンパ節（→106ページ）がはれて痛くなり、発熱、咳、のどのはれ、目の充血などの症状も出ます。一度かかると免疫ができます。

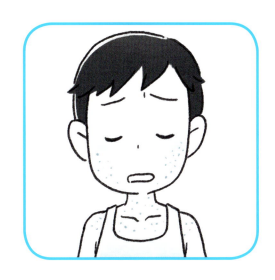

原因

風疹ウイルスの感染で起こります。おもに、患者さんのくしゃみや咳などから飛沫感染をします。潜伏期間は2〜3週間で、ブツブツが出る数日前から出たあとの数日間は感染力があるといわれています。

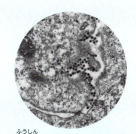

風疹ウイルス（写真提供：国立感染症研究所）

治療法

ほとんどの場合は症状がおさまるまで安静にして、熱が高いときは解熱剤を飲むといいでしょう。別名「三日ばしか」といい、3日ほどでおさまりますが、リンパ節のはれは数週間続くことがあります。熱が下がり、ブツブツが出なくなったら、学校に行ってもかまいません（→65ページ）。

予防法

ワクチンの接種でふせぐことができます。1歳すぎに定期接種として、はしかとの混合ワクチン（MR→29ページ）を打つことが多いでしょう。もちろん、手洗い、うがいも効果的です。

第2章 ウイルスや細菌の病気

どんな病気？ 水痘（水ぼうそう）

　水痘は「水ぼうそう」とも呼ばれ、かゆい発疹がからだじゅうにできる病気です。たいていは、赤いブツブツが出るところから症状がはじまりますが、まれに熱が出たり、ひどいつかれを感じたりしたあとで、発疹が出ることがあります。そのあとは、38度前後の発熱と発疹が数日続きます。

　発疹は赤くかゆみがあり、頭、胴体、手足など全身に出ます。すぐに水ぶくれ（水疱）になり、やがてかさぶたになり、しだいに消えていきます。

水痘の発症から完治まで

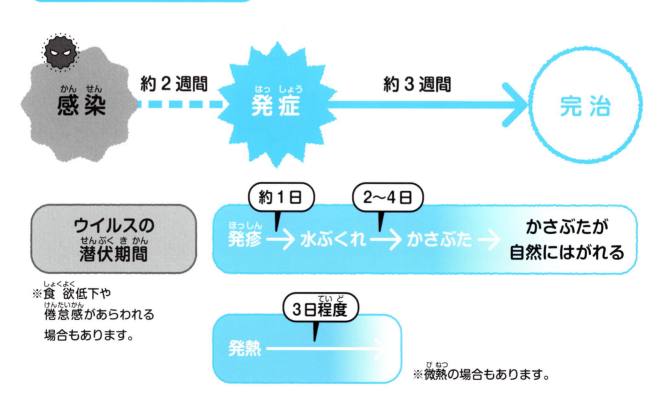

感染 —約2週間→ 発症 —約3週間→ 完治

ウイルスの潜伏期間

※食欲低下や倦怠感があらわれる場合もあります。

発疹 →(約1日)→ 水ぶくれ →(2〜4日)→ かさぶた → かさぶたが自然にはがれる

発熱 (3日程度)

※微熱の場合もあります。

原因
原因は「水痘・帯状疱疹ウイルス」というヘルペスウイルスの一種です。感染力が強く、おうちの中での感染率が90％もあります。飛沫感染や空気感染、接触感染をします。

ふつう、幼稚園や保育園、小学校くらいの子どもがかかる病気ですが、ごくまれに大人にも感染します。発疹が出る1～2日前から、かさぶたになるまでは感染力があるため、すべての発疹がかさぶたになるまで、学校へ行くことはできません（→65ページ）。

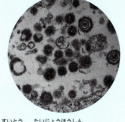

水痘・帯状疱疹ウイルス
（写真提供：国立感染症研究所）

治療法
治療は対症療法（→37ページ）で、かゆみ止めをぬり、うみが出たら抗生物質（→34ページ）の入った薬をぬり、症状によっては抗ウイルス剤を使います。発疹はできるだけかかないようにして、水ぶくれをやぶいてしまわないよう爪をみじかくしましょう。

予防法
子どもにはワクチンの定期接種があります（→29ページ）。また、水ぼうそうにかかったことのない人が患者に接触した場合、72時間以内にワクチンを接種すれば、発病防止に効果があります。

ヘルペスウイルスの病気

ヘルペスウイルスが引き起こす病気には、ほかにヘルペス性歯肉口内炎、角膜ヘルペスなどがあります。中でも「ヘルペス性歯肉口内炎」は子どもがかかりやすく、口の中に水ぶくれができて高熱が出ます。一度かかって治れば二度かかることはあまりありませんが、「口唇ヘルペス」という別の病気として出てくる場合があります。

また、子どものころに水ぼうそうにかかったことがある人は、ふたたびウイルスが活動をはじめた場合に（活性化）、「帯状疱疹」という痛みのある発疹が出る病気にかかることがあります。

第2章　ウイルスや細菌の病気

どんな病気？ 麻疹（はしか）

麻疹は、「はしか」とも呼ばれ、38度ほどの発熱、強いだるさ、のどの炎症、くしゃみ、咳、鼻水、結膜炎（→92ページ）などがあらわれる病気です。赤ちゃんの場合は、下痢になることもあります。

数日後、口の中に1mmほどの白い斑点（コプリック斑）ができ、顔のまわりに赤いブツブツ（発疹）があらわれ、からだじゅうへ広がります。発疹の色はだんだん暗い色になり、ゆっくりとなくなっていきます。熱が下がって3日が経過するか、お医者さんの許可が出るまで、学校に行くことはできません（→65ページ）。

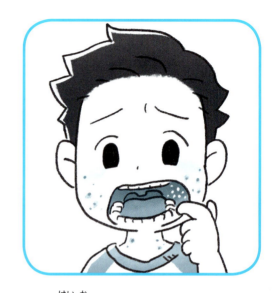

近年、日本では、はしかをほとんど見なくなりましたが、世界にはまだ残っていて、世界保健機関（WHO）が根絶に向けた活動をしています。また、外国からウイルスが入ってくるなどして、日本で集団感染が起こることがあります。

原因

原因は麻疹ウイルスで、飛沫感染、空気感染、接触感染などでうつります。感染力が非常に高く、6歳までがもっともかかりやすいとされていますが、大人にも感染します。感染すると、10～12日前後で発症します。

注意しなければいけないのは、合併症です。肺炎や中耳炎、のどや気管の炎症、脳炎などにかかりやすくなります。

発疹が出て3～4日たっても熱が下がらない、一度熱が下がったのに急に上がってくる、おしっこの色が濃くなったなどの症状が出たら、お医者さんに相談しましょう。

治療法

治療は対症療法（→37ページ）で、お医者さんの指示どおりに薬を飲みながら、おうちで安静にしましょう。

家庭内では感染をふせぐため、患者さんはできるだけ別の部屋にいるようにします。お世話をするのは、はしかになったことのある人、ワクチンを打っている人が最適です。

熱があるときは氷まくらや冷却シートなどを使い、つらいときに解熱剤を使用します。また、つぎの点にも注意しましょう。

家庭で看病するときに注意したいこと

- からだや口の中を清潔にする
- 熱が高くてつらそうなときは、お風呂を避け、蒸しタオルなどでからだをふく
- 水分と栄養をたっぷりとる
- 室温を18〜20度くらいにたもつ
- 乾燥させないように、適度に湿度をたもつ
- 通院以外での外出はひかえる

予防法

はしかは、いまでも死亡例が出るほどの病気です。つぎのようなスケジュールで定期接種が行われています（→29ページ）。

ワクチンは、大人でも有料で受けられます。以前にかかったことがあるか、予防接種を受けたことがあるかは、検査をすればわかります。

はしかのワクチンを打つタイミング

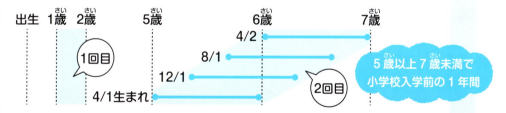

ワクチンは2回打ちます。日本では、1回目の定期接種を1歳の誕生日に打つことをすすめています。2回目は生まれた月でタイミングが変わります。
生後6カ月〜1歳で接種した場合も、その後のワクチンは2回打ちます。

第2章 ウイルスや細菌の病気

どんな病気？ 流行性耳下腺炎（おたふくかぜ）

一般的に「おたふくかぜ」と呼ばれる流行性耳下腺炎は、耳の下にある耳下腺やあごの下にある顎下腺などがはれる感染症です。ふつうは、感染から2〜3週間で発症し、はれとのどの痛み、発熱などの症状が出ます。通常は発症から48時間以内にはれのピークがやってきて、1週間ほどではれが引いていきます。また、重い合併症にかかることがあるので、注意が必要です。

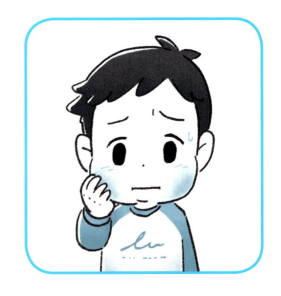

原因

原因は、ムンプスウイルスです。伝染力がかなり高く、飛沫感染や接触感染でうつります。2〜3週間と潜伏期間が長く、感染しても発症しない人が30〜35％いるとされています。なお、発症から5日が経過し、全身の状態がよくなるまで、学校に行くことはできません（→65ページ）。

治療法

熱や痛みをやわらげる薬を飲んで、水分をとりながら安静にする、対症療法が中心となります。はれているところを冷やしてもいいでしょう。

また、合併症の心配もあるため、症状がおさまっても、しばらくははげしい運動を避けましょう。

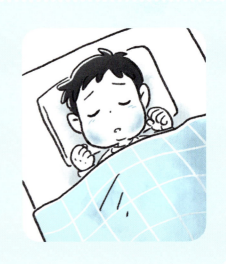

予防法

一番の予防法はワクチンの接種で、自分で申し込んで受ける任意接種となります。1歳と小学校入学前（5〜6歳）の、計2回の接種がすすめられています。

定期接種ではないため、中高生以上でも予防接種をしていない人がいます。成長してから感染すると重症化しやすいので、子どもがいる家庭では、過去に接種したことがあるかを確認しておくことが大切です。

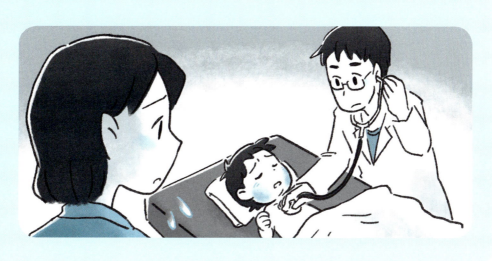

おたふくかぜは合併症がこわい！

おたふくかぜで注意しなければならないのは、合併症です。おもな合併症には、無菌性髄膜炎（→53ページ）、睾丸炎、卵巣炎、腹痛や吐き気をともなう膵炎、耳が聞こえにくくなる難聴などがあります。そのため、症状がおさまっても、しばらくは経過を見たほうがいいでしょう。はれが出てから4日以上たっても、はげしい頭痛や吐き気がある場合は、お医者さんに診てもらいましょう。

もし、合併症が起こっても、ウイルスが原因なので対症療法しかありません。おたふくかぜになったら、とにかく安静にしておくことが大事です。

第2章 ウイルスや細菌の病気

どんな病気？ アデノウイルス感染症

かぜや咽頭結膜熱（プール熱）、流行性角結膜炎（はやり目）、胃腸炎、膀胱炎など、さまざまな形であらわれるのがアデノウイルス感染症です。

たとえばプール熱の場合、突然の高熱からはじまり、4〜5日ほどのあいだ、熱が上がったり下がったりします。扁桃がはれてのどが痛み、腹痛、下痢などの症状があらわれます。プールが感染源となることからこの名前がついていますが、プールに入らなくてもうつります。

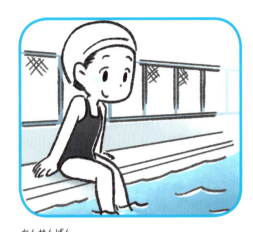

原因

原因となるアデノウイルスは、はしかや風疹などのような特徴的な症状はないものの、比較的長いあいだ熱が続き、目や胃腸、膀胱などにも症状が出ます。

おもに飛沫感染や患者さんの排泄物などから感染すると考えられています。潜伏期間は、5〜7日ほど。プール熱であれば、発症前の数日から発症後2〜3週間は人に感染する可能性があるため、症状がなくなってから2日間は登校できません（→65ページ）。

治療法

ほかのウイルスと同じく、熱や咳、鼻水などをやわらげる対症療法が中心となります。それらの症状にあわせた薬を使用するほか、安静にしてしっかり水分をとる、家族や友だちにうつさないようにする、清潔にたもつことなどが大事です。

予防法

うがい、手洗い、マスクの着用などのほか、タオルをほかの人と共有しない、水泳の前後はきちんとシャワーをあび、目をきちんと洗うなど、日常生活の中できれいな状態をたもつことが大切です。

どんな病気？ RSウイルス感染症

RSウイルスが原因で起こる感染症は、発熱や鼻水、咳といったかぜのような症状からはじまり、気管支炎や肺炎を起こすことがあります。息をするとき、「ゼーゼー」という音（喘鳴）や、呼吸困難が見られるようになったら、早めにお医者さんに診てもらいましょう。潜伏期間は2〜8日。1歳までに約7割の赤ちゃんがかかるといわれています。

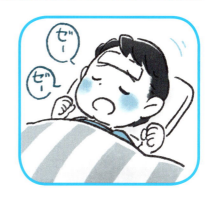

治療法と予防

喘鳴がひどい場合は、気管支を広げる薬が使われますが、それまでは対症療法をおこなうのが基本です。ワクチンはなく、吐いた物や排泄物に直接さわらないようにし、うがい、手洗い、マスクの着用、清潔をたもつといった予防が中心です。

どんな病気？ ヘルパンギーナ

コクサッキーウイルスなどが原因で、突然熱やのどの痛みが出て、口の奥に小さな水ぶくれ（水疱）ができ、のどが赤くなります。5歳までの子どもに多く、潜伏期間は2〜4日で、発症後は2〜4日ほどで熱が下がります。口の中が痛いため、うまく食べられなかったり、不機嫌になったりすることがあります。

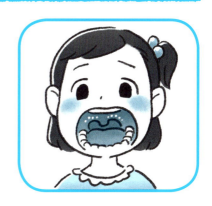

治療法と予防

解熱剤を使いながら、様子を見る対症療法が中心です。のどにしみない食べ物や飲み物をとるように工夫します。
予防法としては、うがい、手洗い、消毒、マスクの着用が第一です。患者さんに近づく場合は、とくに注意しましょう。

第2章 ウイルスや細菌の病気

どんな病気？

伝染性紅斑（リンゴ病）

伝染性紅斑は、ほおがリンゴのように赤くなることから、「リンゴ病」とも呼ばれています。潜伏期間は 10 〜 20 日です。ヒトパルボウイルスが原因で、おもに飛沫感染か接触感染をします。小学生に多く、急にほおがまっ赤になって気づきます。つぎに、手足にブツブツ（発疹）が出て、7 〜 10 日程度でなくなります。まれに、ほおが赤くなる前に微熱やかぜのような症状が出る場合もあります。ほおが赤くなったときには、もう感染しません。

治療法と予防

特別な治療法はありませんが、軽い病気なので心配はいりません。ただし、免疫力が弱い人や貧血の人、妊婦などは、お医者さんに相談しましょう。ほおが赤くなるころには感染力がないので、感染をふせぐ方法はありません。

どんな病気？

手足口病

口の中や手足に小さな水ぶくれ（水疱）があらわれる病気です。夏を中心に流行し、4 歳以下の子どもに多く見られますが、大人もかかることがあります。

コクサッキーウイルスやエンテロウイルスなどが原因で、3 〜 5 日程度の潜伏期間ののち発症します。発疹やその痛みがおもな症状で、熱が出ないことも多く、出ても 38 度以下です。不機嫌になりやすいのですが、回復はスムーズです。

治療法と予防

合併症にならない限り、抗生物質はほとんど使用しません。熱の症状に対する薬を使い、症状がやわらぐのを待つ対症療法をおこないます。

ふだんから、ていねいなうがい、手洗いをおこなっていくことが、いちばんの予防法です。

髄膜炎

どんな病気？

脳と脊髄をおおっている膜（髄膜）が炎症を起こすのが髄膜炎です。髄膜炎には、細菌が原因の「細菌性髄膜炎」とウイルスなどが原因の「無菌性髄膜炎」のおもに2つがありますが、多くは無菌性です。症状は発熱、頭痛、吐き気、頭の後ろから首にかけての硬直などが中心で、ひどくなるとけいれんや意識障害なども起こります。

診察では、まず背骨に針をさして髄液をとり、細菌性か無菌性かを診断します。いずれにしても、早期発見が大切な病気です。

治療法と予防

細菌性の場合は、原因である細菌にあわせた抗生物質を使います。無菌性の場合は、頭痛や発熱をやわらげる対症療法が中心で、検査のために髄液をとることで症状が軽くなる場合もあります。なによりも細菌やウイルスに感染しないようにするのが、いちばんの予防法です。

日本脳炎

どんな病気？

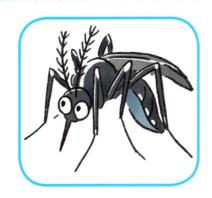

日本脳炎ウイルスが原因で、蚊（コガタアカイエカ）からうつされ、潜伏期間は6〜16日と考えられています。初夏〜秋に多く発生し、突然の高熱と頭痛、めまい、吐き気などではじまり、けいれん、意識障害が起こります。死亡率が20〜40％と高く、後遺症が残る人もたくさんいますが、感染しても発症するのは100〜1000人に1人くらいです。

治療法と予防

症状をやわらげる対症療法が中心のため、しっかりと予防することが第一です。予防法はワクチンで、4回打つ必要があります。ワクチンの効果もあり、近年は患者の数が減っていて、1992年以降は毎年10例程度にとどまっています。

第2章 ウイルスや細菌の病気

細菌のいろいろ

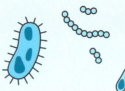

　感染症の原因はウイルスだけではありません。細菌が原因の病気もたくさんあります。細菌は地球上のあらゆるところに存在し、その種類は数千以上ともいわれています。

細菌の形は3種類

　細菌は、顕微鏡を使わないと見ることができない小さな生物です。病気の原因となる細菌を形でおおまかに分けると、球形状、棒状、らせん状の3種類になります。

球形状（球菌）
丸いボールのような形の菌。いくつも連なったり、バラバラになっていたりする。
肺炎球菌、連鎖球菌、ブドウ球菌、髄膜炎菌など。

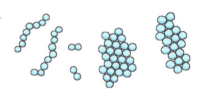

棒状（桿菌）
棒状の長細い菌。つながっているのもあれば、毛（べん毛）がはえていて、自分で動くものもいる。
シュードモナス菌、破傷風菌、百日咳菌、チフス菌、炭疽菌、大腸菌、エンテロバクター、サルモネラ菌、結核菌、赤痢菌、ボツリヌス菌など。

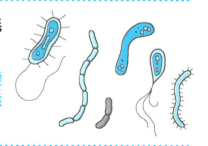

らせん状（らせん菌）
くるくるとねじれた形の菌。ほかの菌よりも細長く、ひもや糸くずのように見える。
トレポネーマ属、レプトスピラ属、ボレリア属、カンピロバクターなど。

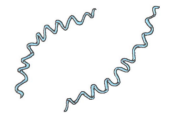

からだのなかにも細菌がいる！？

私たちのからだのなかにも、細菌がいます。しかし、そのほとんどがよい細菌です。

たとえば、ヨーグルトなどに入っている乳酸菌やビフィズス菌は、食べたものの消化と吸収を助けてくれるだけでなく、病原菌の撃退も手伝ってくれます。このようなよい細菌を「善玉菌」と呼びます。

それに対して、からだに悪さをする「悪玉菌」もあり、大腸菌がそのひとつです。また、そのどちらでもなく、からだの状態によって、からだによくなったり悪くなったりする「日和見菌」もあります。

細菌はどうやって病気を引き起こすの？

細菌が病気を引き起こす方法は、大きくつぎの2つがあります。

菌が毒を出す
大腸菌やボツリヌス菌など、食中毒のもとになる細菌は毒素を出します。下痢や腹痛、吐き気などを起こしますが、少ない毒素でも発症するものと、多くの毒素が入らないと発症しないものがあります。

菌そのものが影響する
結核菌や肺炎球菌などは、菌そのものが増えることでからだに悪影響を起こします。また、血管をつうじて内臓や脳などへ入ると、からだをむしばんでいきます。

細菌をやっつけるには

細菌をやっつける薬は、抗生物質（抗菌薬）です。細菌のカラをこわしたり、増えるのをふせいだりして、退治してくれます。しかし、使いすぎると、その薬に負けない細菌（耐性菌）が生まれてしまいます（→ 66 ページ）。また、感染する前であれば、うがいや手洗い、消毒をして、清潔をたもつことも大事です。

第2章 ウイルスや細菌の病気　55

どんな病気？ 百日咳（ひゃくにちぜき）

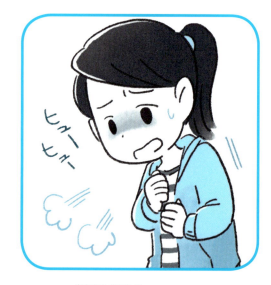

百日咳とは、強い咳こみが特徴の感染症で、赤ちゃんや大人にも感染します。むかしは多くの人が亡くなっていたこわい病気で、とくに赤ちゃんがかかると危険です。

百日咳の場合は、「咳」といっても、けいれんをともなう発作に近いものです。発症してからしばらくは咳、鼻水など、かぜと区別がつきません。じょじょに、けいれん性の咳が発作的に出はじめ、「ヒューヒュー」という呼吸音が出るようになります。突然息が止まって、顔が青紫色になること（チアノーゼ*）もあるので、注意が必要です。熱は微熱程度ですが、まれに肺炎や脳症（けいれんなど）に発展することがあります。咳こみは2週間ほど続き、ゆっくりと回復に向かいます。

＊チアノーゼ：皮膚などが青紫色に変色する状態。

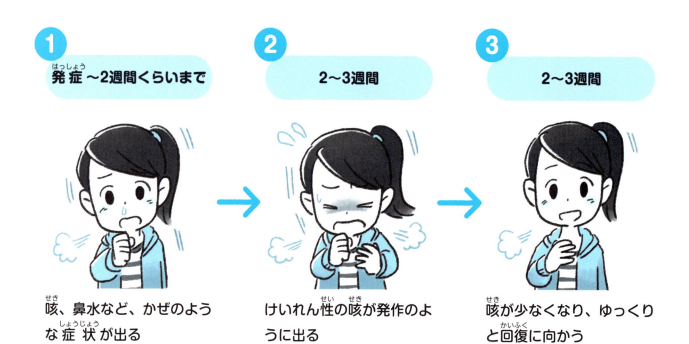

1 発症～2週間くらいまで
咳、鼻水など、かぜのような症状が出る

→

2 2～3週間
けいれん性の咳が発作のように出る

→

3 2～3週間
咳が少なくなり、ゆっくりと回復に向かう

原因

百日咳菌がおもな原因ですが、「パラ百日咳菌」という細菌が原因の場合もあります。

発症して3週間ほどは、咳やくしゃみなどと一緒に、菌がからだから出ていきます。それが飛沫感染、接触感染でほかの人へうつります。潜伏期間は7〜10日程度です。

治療法

抗生物質や、咳をしずめる薬、たんをとる薬（去痰剤）が治療の中心になります。呼吸の状況によっては、気管支を広げる薬や酸素吸入などを使います。また、嘔吐がはげしい場合は、水分をとって脱水症状をふせぎます。

チリやホコリをきっかけに咳こみ、チアノーゼを起こすこともよくあります。患者さんの部屋は、できるだけ清潔にたもち、乾燥させないようにしましょう。

感染力が強いため、百日咳特有の咳がなくなるまで、または抗生物質の治療が終わってお医者さんが許可するまでは、学校に行くことはできません。

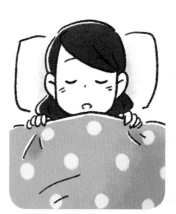

予防法

百日咳、ジフテリア、破傷風、不活化ポリオが一緒になった4種混合の「ＤＰＴ-ＩＰＶワクチン」が接種できます（→29ページ）。

| Ⅰ期 | 生後3カ月〜1歳までに3回、その1年〜1年半後に1回の計4回接種。 |
| Ⅱ期 | 11〜12歳に1回接種（百日咳のワクチンは入っていません）。 |

また、患者さんの家族など、ふれる機会の多い人は、感染予防のために抗生物質を2週間程度飲むこともあります。

第2章　ウイルスや細菌の病気　57

どんな病気？ 溶連菌感染症

「猩紅熱」とも呼ばれる病気で、38〜40度の高い熱と、のどの痛みが特徴です。腹痛や嘔吐を引き起こす場合や、耳の下、下あごの裏あたりにある扁桃（→98ページ）や首のリンパ節（→106ページ）がはれることもあります。また、舌にブツブツの赤みができ、イチゴのようになります。首のつけ根や脇に赤いブツブツ（発疹）ができてかゆくなり、しだいに手足へと広がります。

抗生物質を使用すれば、1日ほどで熱も下がり、発疹も数日で消えます。治りかけてくると、指の先などの皮がむけることもあります。

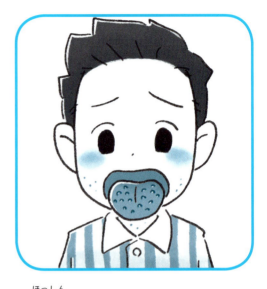

原因

原因は溶連菌ですが、その中でも「A群」と呼ばれる溶連菌によるものがほとんどです。おもに飛沫感染で、潜伏期間は2〜5日と考えられています。しっかりと退治して合併症をふせぐことが重要です。

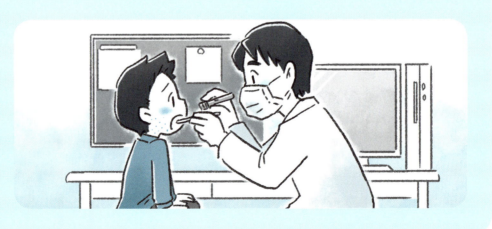

治療法

重症の場合は入院が必要になりますが、現在は薬が発達したおかげで早いうちから治療できるようになり、むかしほど重い病気ではなくなりました。

治療は、抗生物質で菌を退治しつつ、解熱剤や鎮痛剤など症状をやわらげる薬を使います。合併症をふせぐため、症状が落ち着いても、お医者さんの指示どおりに薬を飲み続けましょう（10日ほど）。

薬を飲みはじめてから1～2日で登校できるようですが、お医者さんの許可をもらったほうがいいでしょう。

予防法

効果の高い予防法はありません。くり返しかかる人もいますので、うがいや手洗い、マスクをするといった基本を大事にしましょう。

患者さんに接する機会のある人は、とくに注意が必要です。

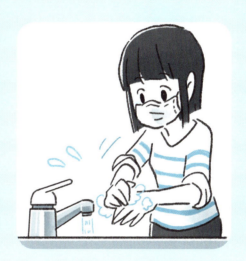

溶連菌のヒミツ

溶連菌の正式な名前は「溶血性連鎖球菌」といいます。「溶血性」とは、血の中の赤血球（→106ページ）をこわしてしまう性質のことです。その性質を持った丸い形の、いくつかつながった細菌が溶連菌です。溶連菌にはαとβなどの種類があり、βの中に細かい性質別に、A群、B群、C群などの種類があります。

また、この溶連菌が原因の病気は、ほかにもいくつかあり、扁桃炎、咽頭炎、肺炎などが代表的です。

第2章 ウイルスや細菌の病気

どんな病気？ 小児結核

結核は、エジプトのミイラからも見つかっているほど、古くからある病気のひとつです。大人も子どももかかる病気で、日本では患者数が大幅に減りましたが、今でも毎年2000人くらいが亡くなっています。しかし、早めに受診すれば治る病気です。

結核にはいくつか種類があり、それぞれ症状がちがいます。どの種類であっても入院が必要です。進行も早いので、結核のうたがいがあれば、できるだけ早くお医者さんに診てもらいましょう。

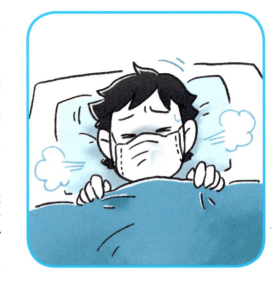

初感染結核	発熱、咳、食欲不振などの症状が出る場合がある。
粟粒結核	発熱、寒気、全身のだるさなどが多く、咳のない人もいる。
結核性髄膜炎	発熱、けいれん、意識障害、吐き気、首の後ろがかたくなるなどがある。

原因

原因は結核菌で、おもに空気感染でうつります。子どもがかかったときは、家庭内に感染源となる人がいる可能性があります。子どもがいる家庭では、大人も定期的に検査することが大切です。

結核菌に感染しても発病しない人もいて、実際に発病する確率は約1割ともいわれています。

結核菌（写真提供：国立感染症研究所）

治療法

まずは、入院することが必要です。その上で、薬による治療が中心になります。最初の2カ月は結核専用の薬などを4種類、その後4カ月は2〜3種類を使うのが一般的です。病状や菌の様子によっては、まれに手術をおこなう場合もあります。

予防法

現在の予防法としては、定期接種で1歳までに「ＢＣＧ」というワクチン接種をおこなうことになっています（→29ページ）。

> **かつて行われた「ツベルクリン反応検査」**
>
> かつては、4歳未満の子どもに「ツベルクリン反応検査」をおこなっていました。
>
> ツベルクリンは、結核菌から精製されたタンパク質の入った薬液で、体内に入れても症状は出ません。その薬液を注射すると、結核菌に対する免疫ができている場合は、赤くなったりしこりができたりします。逆に赤くならなかったり、赤くなってもごく小さかったりする場合は、免疫がないため、ＢＣＧワクチンを接種していました。

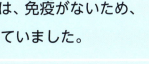

結核で命を失った文人たち

その昔、結核を治すには空気のきれいな土地へ引っ越したり、栄養のある食べ物を食べたりといった民間療法が中心でした。もちろん効果はほとんどなく、昔の人にとって結核は「死の病」だったのです。

日本でも多くの人々が命を落としています。その中でも、詩集『智恵子抄』で有名な高村光太郎と妻・智恵子のほか、石川啄木、中原中也、正岡子規、森鷗外、滝廉太郎も、結核やその合併症で亡くなりました。抗生物質ができて、結核で亡くなる人は減りましたが、今でも毎年2000人程度の死者が出ています。

第2章 ウイルスや細菌の病気

どんな病気？ マイコプラズマ肺炎

子どもや若い人がよくかかる肺炎で、咳がはげしく、長引くのが特徴です。

発熱やだるさ、頭痛などからはじまり、3〜5日後に咳が出はじめます。咳はじょじょにはげしくなり、熱が下がっても3〜4週間続きます。小さい子どもでは、耳やのど、胸に痛みを感じる場合があります。

さまざまな合併症を起こしやすい病気ですので、早めにお医者さんに診てもらいましょう。

原因

マイコプラズマという細菌によって起こる肺炎です。潜伏期間は2〜3週間で、患者さんからの飛沫感染や接触感染でうつります。学校などでうつる可能性はあまり高くなく、家族間や親しい友人などからうつることが多いと考えられています。

免疫が一生続くことはないので、ふたたび感染することもあります。

マイコプラズマ（写真提供：国立感染症研究所）

治療法と予防

抗生物質を使って治療します。発熱や咳、鼻水といった症状によって、解熱剤などの対症療法がおこなわれます。学校の出席停止の決まりはありませんが、お医者さんの判断で出席停止にすることがあります。

ワクチンなど、効果の高い予防法はありません。手洗い、うがい、マスクの着用など、基本をしっかりとまもりましょう。

オウム病ってなに？

オウム病は、オウム病クラミジアという細菌の感染症です。オウムやインコなどの鳥の排泄物から出た菌を吸いこんだり、えさを口うつししたりしてうつります。

潜伏期間は1〜2週間で、急な高熱と咳からはじまり、気管支炎や肺炎を起こします。また、髄膜炎などの重い病気になる場合もあります。早めにお医者さんの診断を受け、抗生物質などでしっかり治療することが大切です。

どんな病気？

細菌性肺炎

細菌性肺炎の原因となる菌にはさまざまな種類があり、口や鼻の奥にいる細菌の場合もあれば、インフルエンザ菌*や肺炎球菌などの場合もあります。

発熱、咳、たん、だるさ、食欲不振などがおもな症状です。ぜんそくなどの持病があったり、治療がおくれたりすると危険なので、早めにお医者さんの診断を受ける必要があります。

*インフルエンザウイルスとは別のもので、インフルエンザの原因とはなりません。

治療法と予防

まず、聴診器での診察やレントゲン検査、血液検査で原因菌を調べます。軽い症状なら家庭で飲み薬などを使って治療しますが、重くなると入院します。抗生物質をおもに使い、症状によって解熱剤や咳止め、たん切りの薬などが加わります。

原因菌がインフルエンザ菌や肺炎球菌の場合は、定期接種のワクチンがあります（→ 29 ページ）。生後 2 カ月から 1 カ月ごとに 3 回、1 歳になったら 4 回目を打ちます。

どんな病気？

細菌性腸炎

「大腸カタル」とも呼ばれる病気です。腹痛や下痢、発熱があり、便に粘膜やうみ、血がまじることもあります。原因となる細菌には、サルモネラ菌やカンピロバクター、赤痢菌などのほか、病原性大腸菌（O-157 など）が原因の場合もあります（→ 41 ページ）。

治療法と予防

原因菌にあわせた抗生物質などを使用します。下痢がはげしい場合は、脱水症状を避けるため、水分や消化によい食べ物を与えます。

サルモネラ菌や病原性大腸菌などは、食中毒の病原体としても有名です。生肉などは十分に加熱してから食べる、包丁やまな板などはこまめに洗って、熱湯消毒をするなど、ふだんから気をつけましょう。

第 2 章 ウイルスや細菌の病気　63

どんな病気？

破傷風

土などにいる破傷風菌が、傷口から入って起こる病気です。潜伏期間は3日〜3週間で、筋肉が硬直して、口が開かなくなったり、顔の筋肉のけいれんが起こったりします。首から背中までけいれんすると、からだがうしろへ反り返るようになります。やがて、呼吸で使う筋肉もけいれんするという、とても危険な病気です。

治療法と予防

発症したら、できるだけ早く、抗破傷風ヒト免疫グロブリン注射と抗生物質を使います。また、抗けいれん薬の使用などもおこないます。破傷風菌は、人から人へはうつりませんが、集中治療室などで治療することになります。

予防としては、「ＤＰＴ-ＩＰＶ ワクチン」が有効です（→57ページ）。子どものころに定期接種をしますが、大人になって大きなけがをした人も、予防接種が必要になります。

どんな病気？

尿路感染症

腎臓からおしっこ（尿）が排出されるまでの経路（尿路）に、細菌が入りこんで炎症を起こす病気です。特別な症状が出ない場合もありますが、発熱のほか、おしっこのときに痛みを感じたり、出にくくなったり、腹痛などの症状が出たりすることもあります。

おしっこの出口（尿道口）から大腸菌などの細菌が入りこんで起こることがほとんどです。子どもに多い病気ですが、大人でもかかることがあります。

治療法と予防

治療は抗菌薬が中心で、症状がやわらいでも、しばらくのあいだは続ける必要があります。何度もくり返しかかる場合は、尿路に異常がないか、くわしく検査をしましょう。

予防として、とくに注意したいのは、お尻をふくときに、前からうしろへとふくようにすることです。便などの汚れが尿道口にふれないようにしましょう。また、おむつや下着をきちんととりかえることが大切です。

どんな病気？ 伝染性膿痂疹（とびひ）

黄色ブドウ球菌などが、虫さされやあせもをかいたキズに入りこむことで起こる感染症です。水ぶくれ（水疱）がつぎつぎにできて、かゆみがあります。水ぶくれがつぶれて出た液体によって、ほかの人にも感染します。

治療は抗生物質が中心です。汗をかいたら、皮膚をきれいにたもつこと。水ぶくれが破れたら、液体がほかのところにつかないようにすることが大切です。

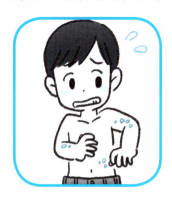

「学校感染症」ってなに？

学校保健安全法などで定められた、学校でとくに予防しなければならない感染症を、「学校感染症」といいます。学校は、大人より免疫力の弱い子どもたちが集団生活をするところなので、ひとりが感染症にかかると、教室や学校中に一気に広がる危険があります。そこで、学校感染症にかかった子どもは一定期間、学校や幼稚園、保育園への出席を停止することになっています。

もちろん、感染症にかかった子どもを仲間はずれにしてはいけません。出席停止期間が終わって登校してきたら、いつも通り受け入れてあげましょう。

出席停止になるおもな感染症（一部）

病名	出席停止期間（医師が認めた場合は出席可能）
インフルエンザ	発症後5日、あるいは解熱後2日（幼児は3日）が経過するまで
風疹	発疹が消えるまで
水ぼうそう	発疹がすべてかさぶたになるまで
はしか	解熱後、3日が経過するまで
プール熱	おもな症状から回復後、2日が経過するまで
おたふくかぜ	耳下腺や顎下腺（→48ページ）などがはれてから、5日が経過するまで
はやり目	感染のおそれがないと医師が判断するまで

※文部科学省『学校において予防すべき感染症の解説』より一部改変

コラム

感染症は一度かかると二度とかからないって本当？

　答えを先にいうと、二度とかからない感染症と、何度もかかる感染症の両方があります。たとえば、はしかや日本脳炎のような重い病気は、むかしから優先的に研究され、ワクチンが作られています。ワクチンによって免疫ができると、多くの場合、二度とその病気にかからなくなります。

　しかし、インフルエンザのように、毎年新しいタイプのウイルスが出てくることもありますし、免疫が長く続かない病原体もあります。もちろん、ワクチンのない病気もたくさんあります。

　抗生物質や抗ウイルス剤などはとても頼りになりますが、使いすぎると薬に強い病原体が生まれてしまうことがあります。これらは、「耐性菌」や「耐性ウイルス」と呼ばれています。

　今は抗生物質の種類が多く、Aという薬に耐性ができても、Bという別の薬を使えば退治できることもあります。しかし、Bを使い続けると、今度はBにも耐性のある病原体が生まれてしまいます。そうやって、いくつもの抗生物質に強くなってしまった「多剤耐性菌」が、現在の医療現場で問題になっています。

　多剤耐性菌は、人に感染しない限りは、消毒することで退治できますが、もしもからだの中に入ってしまうと、抗生物質が効かないため、とても危険なのです。

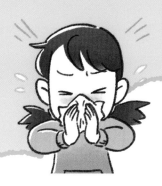
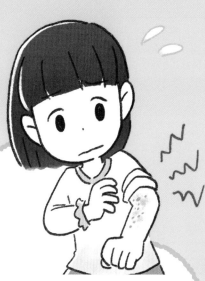

第 3 章
アレルギーの病気

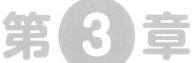
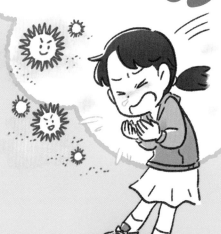
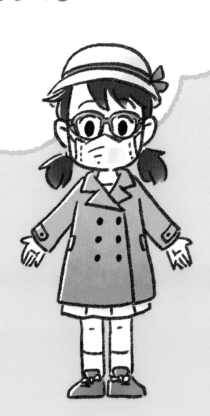

アレルギーってなに？

「○○アレルギー」という言葉を聞いたことがあるでしょう。「苦手なもの」という意味で使う人もいますが、本来は生命を危険にさらす可能性のあるこわいものです。でも、アレルギーってどういうものなのでしょう？

アレルギーは免疫と関係がある

この本で何度かふれましたが、私たちのからだには、病原体（抗原）が入ってくる（感染する）と、どんな敵なのかを調べ、それをやっつける物質（抗体）を作ります。

2回目に抗原が入ってくると、最初の感染で作られた抗体がすぐに反応して、抗原をからだから取りのぞこうと活発に動きます。これを「抗原抗体反応」といいます。

これがふつうの免疫システム（→8ページ）です。アレルギーは、この免疫システムがうまく働かないと起こる反応です。

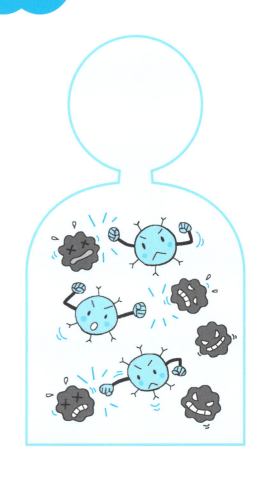

免疫システムが引き起こすミス

もし、免疫システムが抗体を作るときにミスがあったり、できた抗体にミスがあったりしたらどうでしょう。

たとえば、抗体がたくさん作られてしまったり、からだに有害ではないものやからだ自身を攻撃するようになったりするなど、免疫システムのミスで、からだに都合の悪いことが起こってしまいます。

そうしたミスに早く気づけば、治療できる可能性があります。

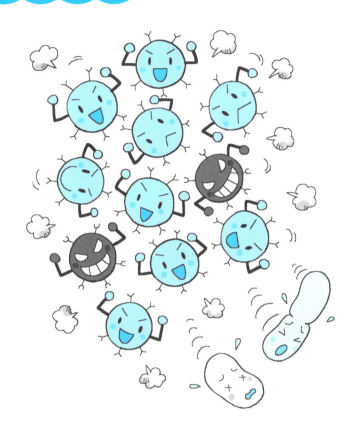

アレルギー反応とは

アレルギー反応も、こうした免疫システムのミスによるものです。アレルギーを持っていると、花粉やほこり、食べ物など、本来はそれほど害にならないものや有用なものに対して、からだが必要以上に反応してしまいます。

すると、からだにいろいろな症状が出ます。「ゼイゼイ」と音を立てて呼吸が苦しくなる（ぜんそく）、まぶたの内側（結膜）が充血してかゆくなる（アレルギー性結膜炎）、鼻水が止まらなくなる（アレルギー性鼻炎）、皮膚にブツブツができてかゆくなる（アレルギー性皮膚炎）……など、反応は人によってさまざまです。

ときには、命にかかわるほどの危険な症状が出ることもあるため、自分にはどんなアレルギーがあるのかを、きちんと知ることが大切です。

アレルギーになったら？

アレルギーのような症状が出たら、まずお医者さんに診てもらって、自分がどんなアレルギーなのかを調べてもらいましょう。

さまざまなアレルゲン

アレルギー反応を引き起こす抗原を「アレルゲン」といいます。免疫は病原体を敵として攻撃しますが、アレルギーを起こすアレルゲンは病原体だけとはかぎりません。まずは、たくさんあるアレルゲンの中で、どれが自分にあわないのか、からだがなにを「敵」と認識するのかを知ることが大切です。

アレルゲンになるものの例

室内のもの
ハウスダスト、カビ、ダニなど

植物の花粉
スギ、ヒノキ、ケヤキ、イネ、ブタクサ、ヨモギなど
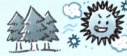

食べ物
小麦、そば、ナッツ類、甲殻類、乳製品、卵など

動物
ネコ、イヌ、ネズミ類、インコなどの鳥類
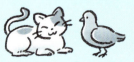

薬品など
アスピリン、ペニシリン、サルファ剤など
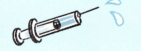

その他
綿、絹、ゴキブリ、ハチなど
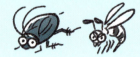

アレルゲンを知ろう！

自分にあわないアレルゲンを知るためには、「アレルゲン検査」をします。たくさんあるアレルゲンの中から、調べてほしいもの、心当たりのあるものに対して検査をします。検査には、血液検査と皮膚の過敏テストがあります。

皮膚の過敏テストでは、アレルゲンの試験薬をほんの少しずつ腕につけ、反応を待ちます。一定時間後、試験薬をつけた場所が大きく赤くなっていれば、それが自分のアレルゲンです。

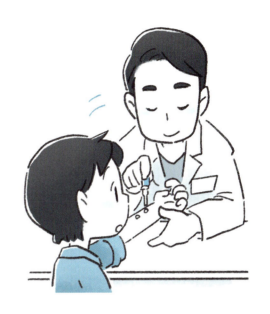

アレルゲンをさけよう

アレルゲンがわかったら、それをさけることが大切です。

ハウスダストやダニ、カビなどは、家の中にも存在します。まずは、こまめにそうじをする習慣をつけましょう。湿気はカビのもとになるので、部屋も押し入れもできるだけ風とおしをよくして、カビの発生をふせぐことです。

また、アスピリンなどの薬がアレルゲンの場合は、かかりつけのお医者さんに伝えましょう。市販の薬を飲むときも、成分表を必ずチェックします。わからない場合は、薬剤師さんに相談しましょう。

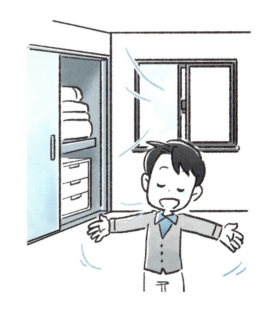

※食べ物のアレルギーについては、81ページ参照。

花粉症のいろいろ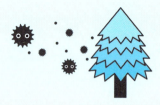

毎年、春になると、テレビや新聞、インターネットで花粉症が話題になります。いまでは大人だけでなく、子どもでも花粉症になる人が増えています。では、花粉症とはどんな病気なのでしょうか？

花粉症ってなに？

花粉症は、その名前のとおり、「花粉」が原因で起こるアレルギー症状の総称です。鼻水、鼻づまり、目や皮膚のかゆみなどがはげしくなります。

原因となるのは、スギやヒノキといった植物の花粉です。それが鼻や目の中に入ることで、アレルギー症状が出ます。有効な対策はいろいろありますが、根本から治す化学的な治療方法は、今のところありません。

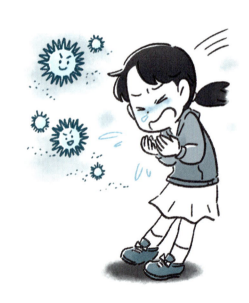

アレルギー性鼻炎とは

アレルギー性鼻炎は、くしゃみや鼻水、鼻づまりなどの症状が出る病気です。かつては、ハウスダストやダニなどがアレルゲンの人がほとんどでしたが、いまは

花粉がアレルゲンの人が増えています。子どもは、小児ぜんそくやアトピー性皮膚炎などを併発することも多いようです。

一般的には、抗アレルギー剤や抗ヒスタミン剤、ステロイド剤などを使用して、長期的な治療を行います。花粉症のように短期間にひどい症状が出る場合は、鼻水や鼻づまりなどの症状をやわらげる薬もあわせて使います。

そのほか、免疫療法（減感作療法）というのもあります。定期的にごく微量のアレルゲンを体内に入れて、少しずつ抵抗力をつける治療法です。ただし、効果が出るまで時間がかかり、個人差も大きいようです。

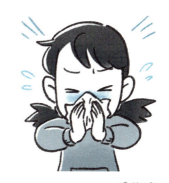

アレルギー性結膜炎とは

アレルギー性結膜炎は、まぶたの内側（結膜→85ページ）が炎症を起こして充血し、とてもかゆくなる病気です。目の中にものが入ったようなゴロゴロする感じを受けることもあります。はやり目（→50ページ）などとはちがって、人にうつることはありません。

抗アレルギー剤や抗ヒスタミン剤の入った目薬で、かゆみをやわらげます。また、花粉が原因の場合向けに、花粉が目に入らないようにするメガネが市販されています。

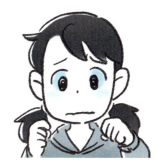

こんな症状も花粉症

花粉症の症状は、鼻炎や結膜炎だけではありません。たとえば、咳が出る、のどに痛みがある、口の中がしびれる、のどがかわく……などです。かぜの症状と似ていますが、症状が長引いたり、くしゃみが多かったり、雨の日に症状が落ちついたりするようなら、花粉症をうたがって、お医者さんに診てもらいましょう。

第3章 アレルギーの病気　73

花粉症は夏にも秋にもある！

「花粉症は春の症状」というイメージがありますが、実際は夏や秋にもあります。アレルゲンとなる植物はスギやヒノキ以外にもたくさんあって、夏や秋も花粉が空をまうからです。つぎの表を見ると、梅雨の時期や秋にも花粉が飛んでいることがわかります。

夏や秋の花粉症も症状は同じです。自分がどの花粉にアレルギー反応を示すかは、お医者さんで調べてもらうことができます。

花粉のピーク時期の例（関東地方）

植物		2月	3月	4月	5月	6月	7月	8月	9月	10月	11月
木	スギ	→	→	→	→						
	ヒノキ		→	→							
	ケヤキ			→	→						
草花	イネ			→	→	→					
	ブタクサ							→	→	→	
	ヨモギ								→	→	

74

花粉症の予防法

花粉症は、花粉が鼻や目の粘膜につき、そのアレルギー反応として発症します。ですから、花粉をからだによせつけないようにするのが、現在の予防法の中心です。

点鼻薬
鼻の穴にスプレーして、アレルギー反応による症状をやわらげる。

人工涙液
目を洗うための目薬。涙に近い成分でできているものがよい。

帽子
髪の毛についた花粉は取れにくいので、帽子でしっかりガード。

メガネ
花粉が入らないよう上下左右がかこってあるものがよい。

マスク
鼻の上までおおうことができ、鼻の両脇にすき間ができないものがよい。

化学繊維の服
ウールや綿の服は花粉がつきやすく、ポリエステルは比較的つきにくい。

静電気防止スプレー
静電気で花粉が服やかばんについて、室内まで入りこむのをふせぐ。

花粉を室内に持ちこまないようにしよう

❶ 玄関前で衣類をはたく
家の中に入る前に、玄関前で全身をはたいて花粉を落としましょう。服用の吸引ブラシを玄関先においておくと便利。

❷ ふとんと洗濯物は要注意！
ふとんや洗濯物を外に干すときは、家に取り込む前に、必ず表面をたたいて花粉を取りのぞきましょう。ふとん用のそうじ機があると便利。

❸ 室内の空気はきれいに
花粉は小さなすき間からでも入りこみます。エアコンや空気清浄機を使って、できるだけ室内の空気をきれいにしましょう。

❹ こまめに床そうじ
花粉のピーク時は、こまめに床そうじをしましょう。そうじ機だけでなく、ぬれたぞうきんやモップなどですみずみまでふきましょう。

第3章　アレルギーの病気　75

どんな病気？ 気管支ぜんそく（小児ぜんそく）

　小児ぜんそくは、子どもがかかる気管支ぜんそくです。

　アレルギーが原因で気管支が細くなり、呼吸がしにくくなります。「ゼイゼイ」「ヒューヒュー」という呼吸音（喘鳴）が出て、肩や全身を使わないと息が苦しい状態になり、たんも増えます。咳は出はじめるとなかなか止まらず、最悪の場合は呼吸が停止することもあります。

　また、アトピー性皮膚炎（→78ページ）やアレルギー性鼻炎（→72ページ）を併発する人も多くいます。

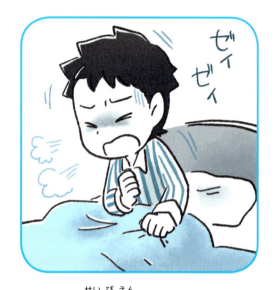

原因

　原因は、アレルギーによるものが大半です。

　ハウスダストやダニ、スギ、ブタクサ、特定の食べ物など、アレルゲンはたくさん考えられるので、まずはアレルゲンを特定することが大切です。

　発作のきっかけは、アレルゲンやストレスのほか、はげしい運動によるもの、食べ物や飲み物でむせることから起こるものなど、さまざまです。

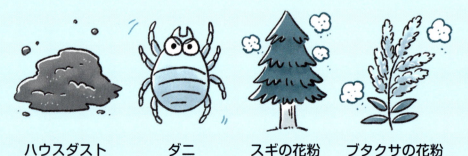

ハウスダスト　　ダニ　　スギの花粉　　ブタクサの花粉

治療法

発作時の治療は、気管支を広げる薬やたん切りの薬（去痰剤）を使用します。発作の程度によって飲み薬、吸入薬、点滴などを使い分けます。

ふだんからの治療として、以前は免疫療法（減感作療法）が主流でした。定期的に微量のアレルゲンを注射して体質を変えていく方法です。しかし、現在は抗アレルギー剤や吸入ステロイド薬を使用するのが一般的です。

予防法

ぜんそくにかかったら、アレルゲンをさける環境作りを心がけ、体力をつける、お医者さんの指示どおりに薬を使うなど、親子でしっかりと取り組みましょう。

発作は、夜から明け方に起こりやすいので、ふとんなどを干して清潔にすることも大事です。

小児ぜんそくの大半は中学、高校までによくなりますが、大人になっても症状に苦しむ人はいます。長期間つきあう病気になりますので、あせらず対処しましょう。

> **けむりやペットの毛に注意**
>
> ぜんそくの発作は、のどや鼻への刺激によっても起こります。たとえば、接着剤やマニキュアなどの刺激臭、たばこやたき火、花火、蚊取り線香などのけむり、イヌやネコなどのペットの毛などを吸い込むと発作の原因となります。それらを完全に遠ざけることは難しいのですが、せめて換気や風向きなどには十分注意しましょう。

第3章　アレルギーの病気

どんな病気？ アトピー性皮膚炎

アトピー性皮膚炎は、からだじゅうに、かゆみの強い湿疹が出る病気です。湿疹は赤みがあるもの、プツプツしたもの、湿ったもの、しこりのようなものなどがあり、かくとやがてガサガサとかたくなります。治ったように見えても、同じ場所で何度も再発します。

中学生以下の子どもに多い病気でしたが、最近では大人が発症することも増えてきました。症状が出る部位はさまざまですが、乳幼児は頭や顔、幼児からはほかの部位へ広がるケースが多いようです。

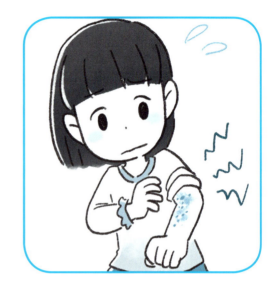

原因

明確な原因は特定されていません。しかし、本人がアレルギーを持っていたり、家族にアレルギーの人がいたりするとかかりやすいので、アレルギーと遺伝の両方が関係していると考えられています。

治療法

今のところ、完全に治す方法はありません。症状にあわせて配合を変えたステロイド系のぬり薬が治療の主流で、かゆみ止めや抗アレルギー剤を使う場合もあります。かゆみがひどい場合は、薬をぬった上から包帯を巻いて、かくのをふせぐとよいでしょう。また、皮膚のバリア機能が弱まると、アレルゲンが入りこんで症状が出ると考えられるので、スキンケアも推奨されています。

アロマや海水、温泉などの民間療法的な治療法が多くありますが、科学的な根拠にとぼしいので、お医者さんの指示にしたがうほうがいいでしょう。

予防法

原因がわからないことを考えると、アトピー性皮膚炎にならないための根本的な予防はむずかしいところです。アレルゲンを避けることがいちばんの予防法ですが、できるだけ悪化させないために、つぎのような点に注意しましょう。

アトピー性皮膚炎を悪化させないために

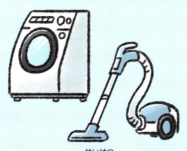
部屋や服を清潔にたもつ

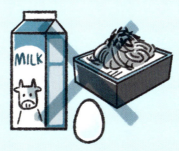
食べ物や花粉などのアレルゲンを避ける

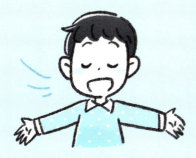
ストレスをためない

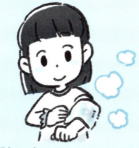
乾燥を避け、むしタオルなどで患部を保湿する

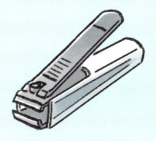
かきこわさない、定期的につめを切る

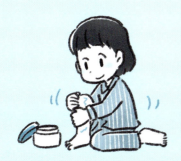
保湿クリームなどをからだにぬって保湿する

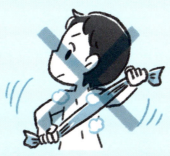
お風呂では、タオルなどでからだを強くこすらない

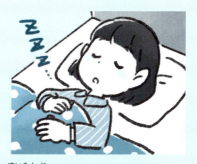
睡眠時にかきむしらないよう手袋をするとよい

第3章 アレルギーの病気 79

どんな病気？

じんましん

とてもかゆい発疹ができる病気です。アレルギー性の場合は、アレルゲンにふれたときに起こる急性のものが多く、皮膚がもり上がってかゆくなります。軽いときは、数時間程度で発疹が消えていきますが、ひどいときは呼吸困難を起こすこともあるので、注意が必要です。

治療法と予防

アレルギー性の場合は、抗ヒスタミン剤や抗アレルギー剤を使用します（おもに飲み薬）。ぬり薬はあまり効果がありません。また、発疹の部分を冷やすとかゆみが多少おさまる場合があります。

アレルゲンをさけることが最大の予防法です。また、アレルゲンをごく少量ずつ注射して身体を慣らす免疫療法（減感作療法）もありますが、効果が出るまで数年かかります。

どんな病気？

アレルギー性紫斑病

細い血管から血がもれ、青あざのような紫色（紫斑）が皮膚に出ます。紫斑の大きさは数ミリ程度で、やや盛り上がった感じです。手足やお尻などにあらわれやすく、腹痛や関節の痛みをともなったり、便に血がまざったりする場合もあります。

もし、紫斑が出て1カ月以内に血尿やタンパク尿が出た場合は、合併症が起こっているかも知れないので、すぐにお医者さんに診てもらいましょう。

治療法と予防

決定的な治療法や予防法はありませんが、かかったときはステロイド剤を使うことで症状がやわらぐという報告があります。もし、はげしい腹痛や血便が続くときは、早めにお医者さんに診てもらいましょう。

また、症状がなくなっても、合併症が出る可能性があるので、数カ月間は定期的に尿検査をする必要があります。

食物アレルギーのいろいろ

食べ物がアレルゲンとなってさまざまな症状が出る食物アレルギー。
赤ちゃんや幼児に多く、はげしい症状が出ることもあります。
最近は、アレルゲンをのぞいた食品もあるので、じょうずに利用しましょう。

食物アレルギーってなに？

腹痛、嘔吐、下痢、下血、咳、ぜんそく、息が止まって顔が青紫色になるチアノーゼ、じんましんなど、特定のものを食べたり飲んだりしたあとに、さまざまな症状が出ます。

まずは、原因となるアレルゲンを特定しましょう。その上で、アレルゲンのふくまれる食品をさけることが大事です。加工品では、「○○エキス」といった形でふくまれていることがあるので、注意しましょう。

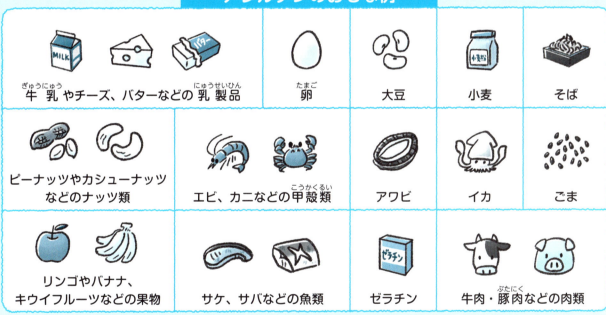

アレルゲンのおもな例
- 牛乳やチーズ、バターなどの乳製品
- 卵
- 大豆
- 小麦
- そば
- ピーナッツやカシューナッツなどのナッツ類
- エビ、カニなどの甲殻類
- アワビ
- イカ
- ごま
- リンゴやバナナ、キウイフルーツなどの果物
- サケ、サバなどの魚類
- ゼラチン
- 牛肉・豚肉などの肉類

アナフィラキシー・ショック

アナフィラキシー・ショックは、アレルギー症状の中でも、はげしいショック症状のひとつです。血圧が下がり、呼吸困難になって意識がなくなります。可能な限り早く、適切な対応を取らないと生命にかかわります。お医者さんから非常用の注射をわたされている場合は、すぐに打つことが大切です。

ショック症状は食物アレルギーのほか、ハチの毒や、ペニシリンなどの薬剤などでも起こります。

第3章 アレルギーの病気　81

コラム

ステロイドは危険なの？

　ステロイド剤とは、「副腎皮質ホルモン誘導体」をふくんだ薬です。ぬり薬、錠剤、吸入薬など、さまざまなかたちで利用されています。

　ステロイド剤は免疫システムをおさえるように働くため、アレルギーの病気で使われることが多い薬です。とくに、ぜんそくの場合は、発作をコントロールする薬として使用している人が多く、高い効果を上げています。また、アトピー性皮膚炎のかゆみ止めや、リウマチの抗炎症剤など、幅広く利用されています。

　副作用として、感染症にかかりやすくなる、皮膚がうすくなりやすくなる、糖尿病にかかりやすくなる、動脈硬化（血管がかたくもろくなる）を起こしやすくなる、顔が満月のように丸くなる（ムーンフェイス）などがあるといわれています。

　しかし、現在では、副作用が心配されるような使用はしないようになっています。お医者さんの指示どおりに使用していれば、副作用を気にすることはありません。

　自分の判断で薬を増やしたり、止めたりすると、症状が悪化することになりかねないので、お医者さんと相談しながら、じょうずにステロイド剤とつきあっていきましょう。

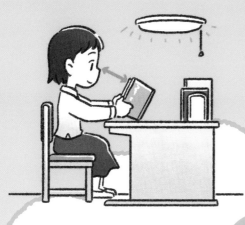
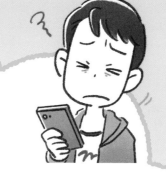

第 4 章

注意したい目の病気と症状(しょうじょう)

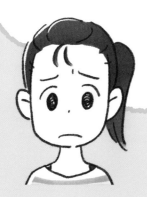
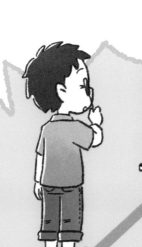
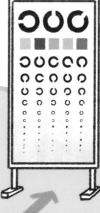

目のしくみ を知っておこう

物の形や明るさ、大きさなどを知るための器官が「目」です。目は、からだの中で「カメラ」にたとえられることが多い器官です。その構造やしくみについて、見ていきましょう。

目の構造を見てみよう

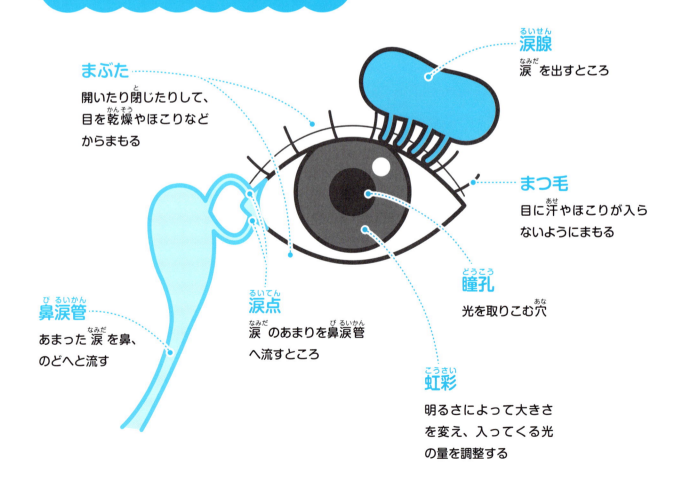

涙腺（るいせん）
涙を出すところ

まぶた
開いたり閉じたりして、目を乾燥やほこりなどからまもる

まつ毛
目に汗やほこりが入らないようにまもる

瞳孔（どうこう）
光を取りこむ穴

鼻涙管（びるいかん）
あまった涙を鼻、のどへと流す

涙点（るいてん）
涙のあまりを鼻涙管へ流すところ

虹彩（こうさい）
明るさによって大きさを変え、入ってくる光の量を調整する

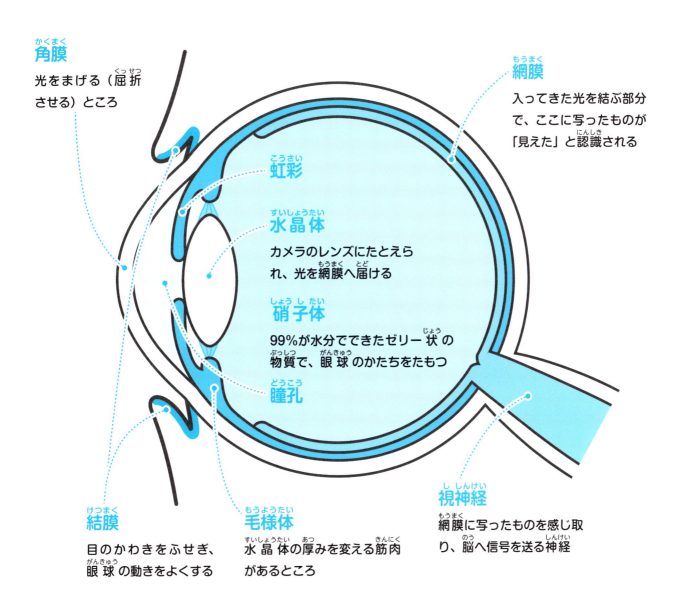

「ものを見る」とはどういうこと？

「ものを見る」というのは、角膜から入ってくる外の光を、瞳孔、水晶体をとおして、網膜で受け取ることです。網膜で受け取った光の情報は、視神経をとおって脳にはこばれます。脳がその情報を分析して、形や色を「見て」いるのです。

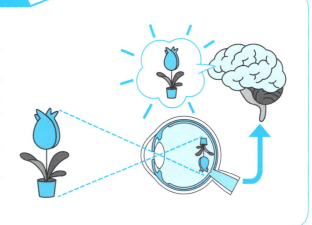

第4章 注意したい目の病気と症状　85

なぜ視力が低下するの？

黒板の字が見えにくい、逆に近くのノートの字が見えにくいなど、視力が低下すると、勉強をするにも不便です。メガネやコンタクトレンズで矯正している人もたくさんいるでしょう。なぜ、視力が低下するのでしょうか？

近視ってなに？

外から入ってきた光が、網膜（→85ページ）で結ばれるのが正常な状態です。近視とは、光が網膜よりも手前で結ばれてしまい、近くのものには焦点（ピント）があいやすくても、遠くにピントがあいにくくなることです。眼球が奥へと長いか、角膜や水晶体の屈折率（光を曲げる度合い）が高すぎることが、おもな原因です。

一般的には、メガネやコンタクトレンズを使って、ピントが網膜であうようにします。近年では、角膜に切れ目を入れて屈折率を変えるレーシック手術などがありますが、症状によってはできない場合もあります。

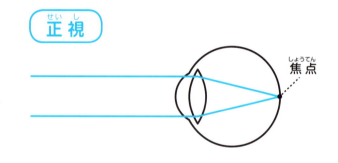

正視

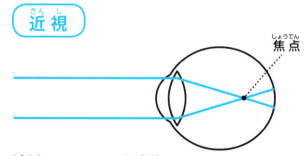

近視

網膜よりも手前に焦点があってしまい、遠くがぼやけて見える。

なぜ近視になるの？

生まれたばかりの赤ちゃんは、軽い遠視（→88ページ）の状態にあるといわれています。そこから成長するにつれて近視になるのは、おもに2つの原因があります。

遺伝：親が近視の場合は、子どもも近視になりやすい
環境：スマホ、ゲーム、読書、勉強など、長時間、目に負担をかけ続ける

遺伝の場合、近視を完全にふせぐことはできません。しかし、近年、近視を引き起こす遺伝子が発見されたとの報告があり、治療法が見つかるのではと期待されています。

近視をふせぐには？

- 本を読むときは、部屋を明るくし、目を本から30cm以上はなす
- パソコンやゲームなどをするときは、目を画面から50cm以上はなし、長時間見続けない
- 読書やパソコン、ゲームなどをするときは、30分～1時間ごとに、遠くを見るなどして目を休ませる（5～10分くらい）

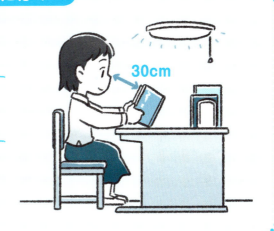

弱視ってなに？

近視などとちがい、メガネやコンタクトレンズで視力を矯正できない状態を「弱視」といいます。角膜や水晶体、網膜、視神経（→85ページ）などのどこかで起こる異常が原因で、種類によって症状や治療法もちがいます。

治療をはじめるのがおそくなると、効果が出にくいといわれているので、もし「弱視かも」と思ったら、できるだけ早くお医者さんに診てもらいましょう。

第4章 注意したい目の病気と症状

遠視ってなに？

「遠視は近視の逆で、近くにあるものが見えにくく、遠くにあるものがよく見える」と思っている人が多いと思いますが、実際はちがいます。

遠視は、入ってきた光が網膜よりも奥で結ばれてしまい、遠くも近くもピントがあいにくい状態です。眼球が前後に平たい、または角膜や水晶体の屈折率が低いのがおもな原因です。

近視に比べて目がつかれやすく、勉強などに集中しづらいこともあります。遠視はメガネやコンタクトレンズで矯正するのが一般的です。成長するにつれてじょじょに正常に戻る場合もありますが、あまり程度が強いと、斜視（左右の目で黒目がちがう方向を向く）や弱視（→87ページ）になる可能性もありますので、お医者さんに相談しましょう。

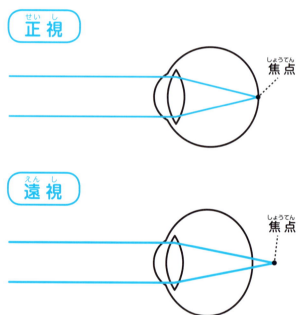

遠視と老眼はちがう？

老眼は、老化によって水晶体がかたくなり、近くのものが見えにくくなる症状です。お年寄りに多く、40歳ごろからはじまります。

一方、遠視は光の屈折率が低いことが原因で、水晶体がかたくなる老眼とは原因がことなります。どちらもメガネやコンタクトレンズで矯正しますが、老眼の場合は視力にあわせて数枚のレンズを組みあわせた「遠近両用」「遠・中・近」などのレンズを使います。

乱視ってなに？

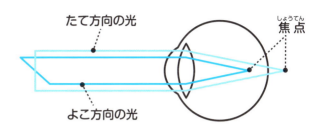

角膜や水晶体（→85ページ）のゆがみによって、外から入ってきた光が網膜に届いたときに、光が1カ所に集まらない状態を乱視といいます。乱視になると、見たものの輪郭や像がずれたり、ぼやけたりします。

乱視には、正乱視と不正乱視があり、多くの場合は、近視や遠視と一緒にあらわれます。メガネやコンタクトレンズで矯正しますが、不正乱視で症状がひどい場合は、手術をおこなうこともあります。

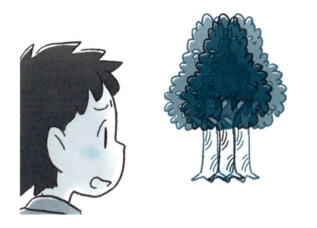

視力検査をしよう！

近視や遠視、乱視などは、視力検査をするとわかります。学校では、「視力検査表」を使って調べます。表から離れて*片目をふさぎ、もう一方の目で表を見ながら、指された場所になにが書いてあるかを答えます。

そのほかの目の検査としては、色を見分けられるかどうかを調べる「色覚検査」、目で見える範囲をはかる「視野検査」、目の奥に異常がないかを調べる「眼底検査」などがあり、眼科で調べてもらえます。

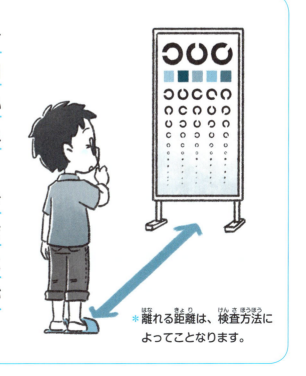

*離れる距離は、検査方法によってことなります。

第4章 注意したい目の病気と症状

どんな病気？ 眼精疲労（つかれ目）

つかれ目は、目の使いすぎで、目や周囲の筋肉がつかれている状態です。目のかすみ、頭痛、肩こり、吐き気などを起こす場合もあります。

からだのつかれと同じように単純なつかれの場合もありますが、長期間続く場合や、頭痛、吐き気などが続く場合などは、病気として「眼精疲労」と診断されます。

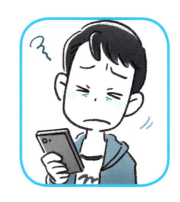

原因

ゲームやパソコン、テレビ、スマートフォンなどで目を使いすぎることがおもな原因ですが、機能的な原因も考えられます。たとえば、近視や遠視、乱視などでものが見えにくい場合や、メガネやコンタクトレンズが目にあわない場合、老眼のように目の調節機能が弱くなった場合などです。

また、結膜炎（→92ページ）、ドライアイ（→91ページ）、低血圧、ストレスなどでも、つかれ目の症状が出る場合があります。

治療法

単純なつかれ目であれば、目薬をさしたり、目を休めたりすることで、ある程度は回復します。習慣的、慢性的になっている場合は、メガネやコンタクトレンズなどを適正なレンズに変えるなど、原因にあわせた治療が大切です。

ほかの病気が原因の場合は、その治療もあわせて行います。

予防法

目のまわりの筋肉はつかれやすく、定期的な休憩やきちんとした睡眠時間が、つかれ目予防の第一歩となります。勉強や読書、テレビ、パソコン、ゲームなど、目を酷使している場合は、87ページを参考に、目を休める習慣をつけましょう。

ドライアイ

どんな病気？

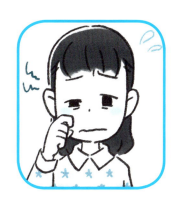

涙には、目の表面をおおって角膜（→85ページ）をまもったり、目に栄養をはこんだり、ごみやばい菌を目の外に流したりする役割があります。

ドライアイは、涙の量が減ったりして、目の表面が乾きやすくなる症状です。涙ではこばれるはずの栄養が届かなくなったり、角膜の表面が傷つきやすくなったりします。

目がつかれる、かすんで見える、痛い、涙が出やすくなる、目がかゆい、目がゴロゴロする、まぶしさを感じやすいなどの症状が出たら、ドライアイかもしれません。

原因

一般的には、パソコンやスマートフォンなどの画面に集中して、まばたきの回数が減ると、ドライアイになりやすいといわれています。そのほか、コンタクトレンズがあわない、部屋の空気が乾燥していることなども原因になります。

治療法

症状が軽い場合は、定期的に涙に近い成分の目薬（人工涙液）をさし、目にうるおいを与えます。また、涙をできるだけ目にとどめておくため、涙の出口（涙点）に栓をする「涙点プラグ」という方法もあります。

予防法

ドライアイをふせぐには、まばたきの回数を減らす原因となるパソコンやスマートフォンなどの画面に集中しないことが大事です。また、加湿器などで空気の乾燥をふせぐ、ときどきは目をつぶるなどして目を休める、コンタクトレンズを酸素透過性の高いものに変えるなどの方法もあります。

第4章 注意したい目の病気と症状

どんな病気？ 結膜炎

結膜炎は、まぶたの裏側から白目にかけてをおおっている膜（結膜→85ページ）に炎症が起こる病気で、大まかに感染性（細菌・ウイルス）とアレルギー性（→73ページ）に分けられます。

感染性の結膜炎の場合は、充血、目やに、ゴロゴロ感、かゆみなどのほか、痛みを感じる場合もあります。「はやり目」（→50ページ）はアデノウイルスが原因で、角膜（→85ページ）に炎症が起こり、プール熱（→50ページ）も症状は弱いものの結膜炎を引き起こします。急性出血性結膜炎はエンテロウイルスなどが原因で、大量の目やにと強い充血が特徴です。

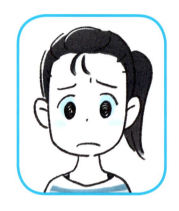

原因
ウイルス性の場合は、アデノウイルスやコクサッキーウイルス、エンテロウイルス、単純ヘルペスウイルスなどに感染して起こります。
ほかにも目をこすりすぎる、目にものが入るなどの強い刺激を受ける、目薬があわない、といったことで起こる場合もあります。

治療法
感染性（細菌）の場合は、抗菌薬をふくんだ目薬を使って治療します（ウイルス性の場合はとくになし）。アレルギー性の場合は、目のかゆみや炎症をおさえる目薬を使って症状をやわらげます。

予防法
感染性の場合は、細菌やウイルスに感染しないようにすることが大切です。汚れた手で目をこすらない、プールに入ったあとにはきれいな水で目を洗うことが予防になります。
また、結膜炎にかかっている人が目をふいたハンカチを使わない、タオルを家族で共有しないなど、感染を広げないようにすることも大切です。

麦粒腫（ものもらい）

どんな病気？

おもに黄色ブドウ球菌などに感染して、まぶたの裏に赤く小さなできものができる病気です。痛みやかゆみをともなうケースもあります。

「麦粒腫」は、地域によって、「ものもらい」や「めいぼ」「めばちこ」などと呼ばれます。

たいていの場合、数日で自然にできものが破れ、中のうみが出てきます。その後は回復に向かいます。

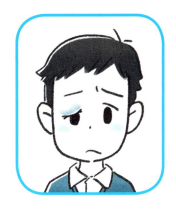

治療法と予防

抗菌薬の入った目薬などで治療をします。しだいにできものが小さくなり、うみが出て回復へと向かいます。

できものが大きい場合などは、そこを切開して強制的にうみを出すこともあります。

細菌性なので、感染をふせぐことが大切です。汚れた手で目をこすったりしないようにしましょう。なお、人にはうつりません。

霰粒腫

どんな病気？

霰粒腫は、まぶたの中が炎症を起こして、できものができる病気です。痛みはありませんが、ごろごろとした異物感とはれがあります。

細菌などの感染によるものではないため、うつることはありません。しかし、何度も再発する場合は別の病気の可能性もあります。きちんと検査をしてもらいましょう。

治療法と予防

できものが小さい場合は、自然になくなることがありますが、できものにステロイド剤を注射して治療することもあります。手術をする場合もあります。

第4章 注意したい目の病気と症状　93

どんな病気？

飛蚊症（ひぶんしょう）

虫のような形や点、雲のようなものが見えるのが飛蚊症です。細長いもの、輪っかになったもの、ゆがんだ点など、見える形はさまざまで、目を動かしても一度閉じても見えます。しばらくすると消えたり、数が少なかったりする場合は、生理的なものなので心配ありません。

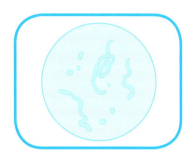

治療法と予防

目の打撲や高血圧、糖尿病など、原因によって治療法がちがいます。生理的なものの場合は、とくに治療はしません。ただし、急に見える数が増えたり、範囲が広がったりした場合は、網膜剥離など別の病気の可能性もあるので、早めにお医者さんに診てもらいましょう。予防法として、目やそのまわりに強い衝撃を与えないようにしましょう。

どんな病気？

網膜剥離（もうまくはくり）

網膜（→85ページ）がはがれたり、浮いたり、穴があいたりする病気です。痛みはありませんが、見える範囲がせまくなる（視野狭窄）、視力の低下、飛蚊症、火花のようなものが見える（光視症）などの症状があります。おもに老化が原因ですが、ボールが目に当たるなど、強い衝撃を受けると、子どもでも起こります。

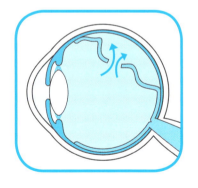

治療法と予防

網膜がはがれると、網膜に栄養がいきわたらず、失明（視力がなくなること）することもあるので、できるだけ早く手術をします。目をぶつけたりして、見え方に異常を感じたらすぐ病院に行きましょう。
予防法としては、目やそのまわりに強い衝撃を与えないようにすることが大事です。

どんな病気？

角膜炎

角膜炎は、角膜（→ 85 ページ）に細菌やウイルスなどがついて炎症を起こす感染症です。細菌やカビ、アメーバ、ヘルペスウイルスなどが原因です。

目がゴロゴロする、痛みがある、弱い光でもまぶしく感じる、視力が低下するなどがおもな症状です。そのほか、角膜の一部がにごる、白目が充血するといった症状が出る場合もあります。

治療法と予防

原因の微生物によって、抗菌薬などが入った目薬や飲み薬で治療します。いずれの場合も、治るまでにはある程度時間が必要です。

予防法としては、コンタクトレンズなどで角膜に傷がつかないよう、日ごろから注意するしかありません。角膜炎はひどくなると、角膜移植が必要になったり、失明したりするなどの可能性があります。

どんな病気？

鼻涙管閉塞症

あまった涙が鼻へと流れるとおり道（鼻涙管→ 84 ページ）がつまるのが、鼻涙管閉塞症です。鼻涙管がつまると、涙の逃げ場がないので、いつも目に涙がたまっている状態（涙目）になります。さらに何らかの細菌に感染して炎症が起こると（涙嚢炎）、大きくはれて強い痛みが出ます。また、中には生まれつき鼻涙管がつまっている子どももいます。

治療法と予防

細菌による炎症の場合は、抗生物質などで細菌を取りのぞいたのち、手術でつまっている部分に涙がとおるようにします。

生まれつきの場合は、治療が 2 段階になります。まずは、抗生物質入りの目薬を使いながら、目頭から鼻の付け根あたりをマッサージして、自然に開通するかを見ます。開通しない場合は、涙点から細い針金（ブジー）を差しこんでとおす手術を行います。

第4章 注意したい目の病気と症状　95

コラム

ストレスで
目が見えにくくなる？

　子どもは大人以上に敏感に楽しいこと、うれしいこと、悲しいこと、つらいことなどを感じ取っています。そこからストレスが生まれ、目に影響することがあります。それが「心因性視力障害」です。

　たとえば、学校でのいじめや友達とのいさかい、転校、塾通い、成績へのプレッシャー、家族の不仲……。こうしたさまざまなストレスから、視力が落ちてしまいます。視野が狭くなる、暗いところが見えにくいといった症状があらわれることもあります。

　治療は、原因となるストレスを特定し、できる限り取りのぞくことです。そのためにも、子どもだけが診察を受けるのではなく、親も一緒に診察を受けることが大事です。その中で原因が特定されれば、つぎはその原因を取りのぞく段階に入ります。

　とはいえ、実際に原因を取りのぞくのはむずかしいことも多いでしょう。学校や塾の先生、親戚や友人など、多くの人の力を借りながら、あせらず対応することが大切です。

　治療期間の目安は数カ月程度と考えられますが、1年以上改善が見られない場合は、小児科の心身症の専門医や精神神経科などへも相談し、カウンセリングを受けるなどするとよいでしょう。

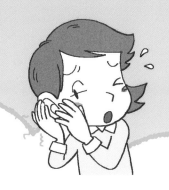
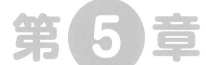

第5章

そのほかの気をつけたい病気

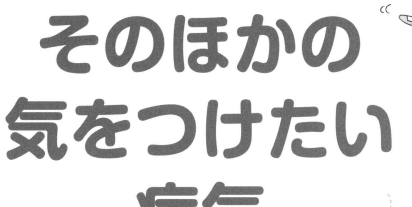
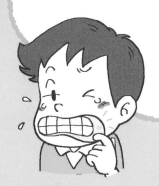
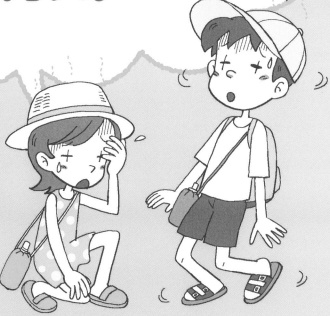

口の中の病気を知ろう

　ご飯を食べたり、おしゃべりしたり……。口や歯は、毎日の生活に欠かせない部分です。だからこそ、虫歯や口内炎などのトラブルになると、生活に大きなダメージとなります。そんな口の中のトラブルをいろいろと知っておきましょう。

口の中はこうなっている！

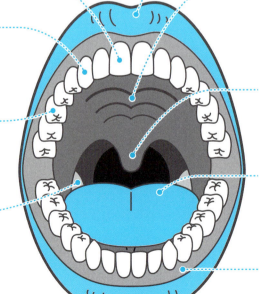

前歯（切歯）
食べ物をかみ切る役割がある

糸切り歯（犬歯）
犬の歯のようにとがっていて、食べ物を引きさく役割がある

奥歯（臼歯）
大きく、上が平らな形で、食べ物をすりつぶす役割がある

口蓋扁桃
扁桃の一部で、からだの中に細菌やウイルスが入らないようにする役割もある

くちびる
上くちびると下くちびるがあり、ものをくわえたり、食べ物や飲み物が外にこぼれないようにする

口蓋
口の上あごの部分。手前のかたいところを「硬口蓋」、奥のやわらかいところを「軟口蓋」と呼ぶ

口蓋垂
いわゆる「のどちんこ」

舌
味を感じる場所で、食べ物を奥へと送りこむ役割もある

歯茎（歯肉）
歯を支える土台で、かんだときの力や衝撃をやわらげるクッションの役割もある

歯はこうなっている！

　食べ物を細かくする歯は、年齢によって数がことなります。3歳くらいまでに生えそろう乳歯は20本。その後、大人の歯（永久歯）に生えかわって28本になります。また、思春期の後半くらいから「親知らず」が生えると32本になります。

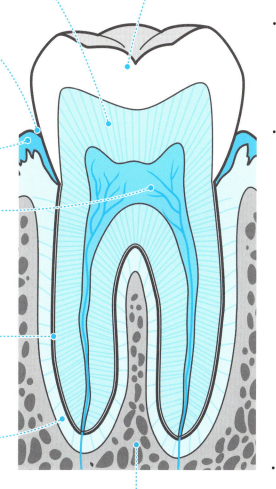

象牙質
エナメル質の下にある部分で、歯のほとんどをしめる

歯肉溝
歯と歯茎のさかい目にあるみぞで、食べかすがたまりやすく、虫歯菌が増えやすい

歯茎（歯肉）

歯髄
歯のまん中にあり、神経がとおる部分。痛みを感じたり、歯に栄養を送ったりする

セメント質
象牙質をまもる役割と、歯と歯根膜をつなぐ役割がある

歯根膜
歯と歯茎、歯槽骨をつなぐ部分で、歯の衝撃をやわらげる役割がある

エナメル質
歯の表面をおおうツルツルした部分で、ヒトのからだでいちばんかたい

歯槽骨
歯を支えている骨

歯冠

歯根

虫歯はこんな病気

虫歯は、ミュータンス連鎖球菌などの虫歯菌が歯を溶かしてしまう病気です。虫歯菌が表面のエナメル質を溶かして、象牙質に達すると、歯の中で一気に広がります。また、そのまま放っておくと、歯髄炎や歯根膜炎、さらに顎骨炎（あごの骨の炎症）になる可能性があります。

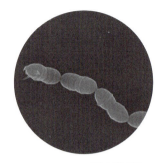

ミュータンス連鎖球菌
（写真提供：国立感染症研究所）

虫歯の段階を知ろう！

学校の歯科検診などで、歯医者さんが「C1」「C2」と言っているのを聞いた人がいるかもしれません。これは、虫歯の進行具合をあらわしています。C0がごく初期で、数字が大きくなるほど重症です。

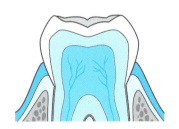

①健康な歯
表面のエナメル質がきれいで、歯垢＊がついていない状態

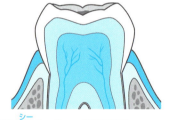

② C0（ごく初期）
表面が少し溶けている。ていねいな歯みがきで治ることも

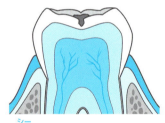

③ C1（初期）
エナメル質が溶けている。歯をけずってつめ物をする

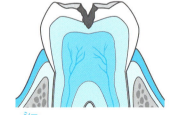

④ C2（中期）
象牙質まで溶けている。中まで大きくけずって、つめ物をする

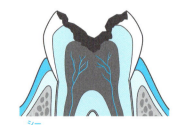

⑤ C3（後期）
虫歯菌が歯髄（神経）まで到達。神経を取る必要がある

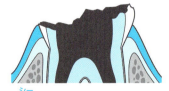

⑥ C4（末期）
歯冠がほとんどない。歯の根っこを治療するか歯を抜く

＊歯垢：歯の表面につく、虫歯菌やそれらの代謝物のかたまり。

虫歯を予防するには？

　虫歯を予防するには、口の中を清潔にたもつことがなにより大切です。ていねいに歯をみがくことで、小さな食べかすや糖分、汚れを取りのぞき、虫歯菌が増えないようにしましょう。

　歯みがきは、1日3回、食後できるだけ早く行う習慣をつけるのがよいでしょう。歯ブラシを小きざみに動かして、1カ所あたり20回をめやすにみがきます。

　また、歯ブラシをくわえたまま動き回ると、思わぬ事故が起こることもあるのでやめましょう。

正しい歯みがき

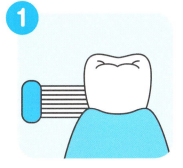

1 歯ブラシをまっすぐ歯にあてる

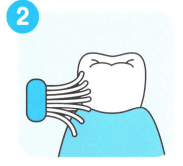

2 力を入れると毛先が広がるので、軽くあてるくらいにする

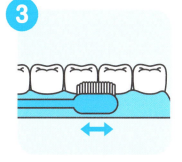

3 歯ブラシを小きざみに動かし、1〜2本ずつみがく

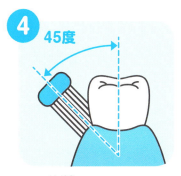

4 歯と歯茎のさかい目は歯ブラシを45度であてるとよい

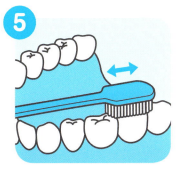

5 奥歯のかみ合わせは歯垢がたまりやすいので、ていねいにみがく

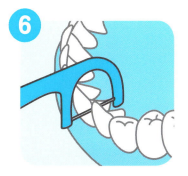

6 歯と歯のあいだはデンタルフロスを使うとよい

口内炎

どんな病気？

歯茎や口蓋（→98ページ）など、口の中の粘膜が炎症を起こす病気です。さわると強い痛みを感じ、いくつもできることがあります。かぜや肺炎、感染症、栄養不良など、体調がすぐれない場合に起こるケースがほとんどです。症状がひどくなると炎症が深く進み、「潰瘍性口内炎」と呼ばれる状態になります。

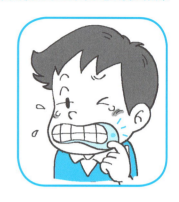

治療法と予防

軽い場合、1つしかない場合などは、熱いものやからいものなどを避け、うがい薬などで口の中を清潔にします。ひどい場合は、お医者さんに診てもらいましょう。治療は、ぬり薬を患部につけるなどをしながら様子を見ます。ふだんからバランスのとれた食事で健康をたもつのが、なによりの予防です。

歯肉炎

どんな病気？

歯肉炎は、歯を支える歯肉（歯茎→98ページ）に炎症が起こる病気で、「歯周病」の初期段階とされています。歯と歯茎のあいだから炎症がはじまり、じょじょに周辺へと広がります。さらに症状が進むと出血し、歯がぐらつき、やがて抜けてしまいます。
原因は、虫歯と同じで歯の汚れです。歯肉溝や歯と歯のあいだなどのみがき残しから菌が増えて、炎症を起こします。永久歯に生えかわったあとは、特に注意しましょう。

治療法と予防

歯を清潔にたもつことで治るケースがほとんどです。はれがひどい場合は、お医者さんに相談し、すみずみまできれいにしてもらうことが大切です。近年は、歯みがきができていなかったり、かみ合わせが悪かったりして、子どもの歯肉炎が増えています。ていねいな歯みがきを心がけましょう。

急性咽頭炎

どんな病気？

かぜなどが原因で、細菌やウイルスが口の奥にある咽頭につき、炎症を起こす病気です。のどが赤くはれて、食べ物やつばなどを飲み込むときに痛みを感じます。ひんぱんにのどがかわいたり、つまったりする感覚や、高熱、全身のつかれなどが出ることもあります。ひどくなると、のどに白いコケのようなものがつくことがあり、そこから扁桃炎を起こす人もいます。

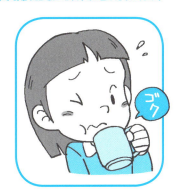

治療法と予防

治療は、症状に合わせて様子を見たり、解熱剤や抗炎症剤を使ったりします。症状がひどくて何も食べられない場合は、水分を補給しながら、解熱剤や抗炎症剤などで症状をやわらげます。

かぜなどが原因なので、流行する時期には人混みをさけ、マスクをつける、手洗い、うがいをていねいにおこなうことで予防します。

扁桃炎

どんな病気？

口の奥の両側にある口蓋扁桃（→98ページ）が炎症を起こす病気です。細菌やウイルスがからだに入ることで起こりますが、人にはうつりません。高熱と全身のつかれ、強いのどの痛みがあります。また、口蓋扁桃に白いコケのようなものがつき、下あごから首の横あたりにコリコリとしたはれができることがあります。急性咽頭炎と一緒にかかることも多い病気です。

人によってかかりやすさに差があるので、症状が出た人は回復後も十分注意しましょう。

治療法と予防

治療は、解熱剤や抗炎症剤などを使い、安静にします。何度もくり返す場合は、手術をして扁桃を切り取ることもあります。

つかれがたまったり、かぜなどで免疫力が落ちたりしているとかかりやすくなるので、ふだんから健康をたもつようにしましょう。

第5章 そのほかの気をつけたい病気

鼻や耳の病気を知ろう

鼻と耳は、どちらも大切な器官です。かぜなど何らかの原因で鼻がつまったり、耳に違和感をおぼえたりすると、ふだんの生活に影響が出ます。鼻と耳の病気には、どんなものがあるのでしょうか？

鼻と耳はこうなっている！

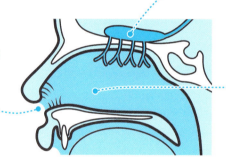

外鼻孔（鼻の穴）
呼吸のほか、内側の鼻毛でちりやほこり、ばい菌などをふせぐ

嗅球
においを感じる部分で、においの情報を電気信号にして脳へと伝える

鼻腔
吸いこんだ空気の温度や湿度を調整する

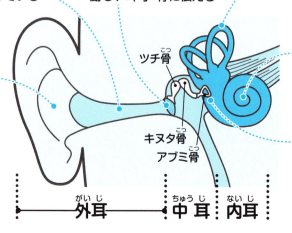

外耳道（耳の穴）
細かい「耳毛」が生えていて、耳の中に異物が入ってこないようになっている

鼓膜
音を感じる部分で、うすい膜が音に合わせて振動し、耳小骨に伝える

三半規管
中に液体が入っていて、液体の流れる方向などからからだの回転などを知る

耳介
外の音をキャッチして、耳の中へ伝える

蝸牛
かたつむりのからのような形で、音の情報を電気信号に変える

耳小骨
ツチ骨、キヌタ骨、アブミ骨の3つで、鼓膜が感じた小さな音を大きくして蝸牛に伝える

外耳　中耳　内耳

中耳炎

どんな病気？

かぜなどで、細菌が中耳に入って炎症が起こります。耳への強い痛みがあり、発熱も起こります。うみがたまると、耳だれとして出てきます。うみがすべて出ると痛みも熱も引きます。抗生物質などを使って治療しますが。耳だれが止まらないと、慢性中耳炎になって治療に時間がかかります。

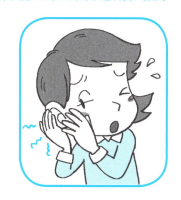

副鼻腔炎

どんな病気？

鼻のまわりにある空間で、鼻腔につうじる部分を副鼻腔といいます。その副鼻腔の粘膜が炎症を起こしてうみがたまる病気が副鼻腔炎で、鼻水に色がついたり、鼻がつまったりします。治りきらずに慢性化した状態は、「蓄膿」と呼ばれます。

かぜがもとで起こるため、早めにかぜを治療しましょう。あわせて、副鼻腔炎の治療として抗生物質などの飲み薬や吸入薬を使います。アレルギー性鼻炎の人は、副鼻腔炎になりやすいので注意しましょう。

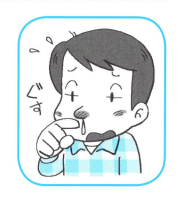

外耳道炎

どんな病気？

外耳道に傷がつき、そこから細菌などが入って炎症が起こります。耳かきやプール、海水浴のあとなどに発症しやすくなります。痛みがおもな症状で、耳介を引っ張ると、さらに痛みます。治療は抗生物質入りのぬり薬を使い、痛みの程度によって鎮痛剤も使います。治りかけの時期にはかゆみが増すため、耳をさわらないよう十分注意しましょう。

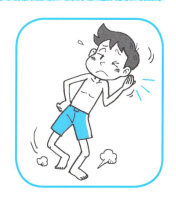

第5章 そのほかの気をつけたい病気　105

血液の病気を知ろう

私たちのからだを流れる血には、からだ中の細胞に栄養と酸素をはこぶ役割があります。また、血液に似たリンパ液もからだ中をめぐっています。血液のおもな病気にはどんなものがあるか、知っておきましょう。

血液のおもな成分

赤血球	全身に酸素をはこぶ役割がある。血液が赤いのは、赤血球にふくまれる成分（ヘモグロビン）によるもの	

血小板	血管に傷がついたときに、傷口に集まって、血をかためて止める役割がある	

白血球	からだの中に入った細菌やウイルス、有害な物、死んだ細胞などを取りのぞくなどの役割がある	

血しょう	血管の中にある液体で、約90％が水分。栄養分などをはこぶ

リンパ液ってなに？

リンパ液は免疫システムの一部で、ばい菌や有害なものをチェックし、排除する役割があります。リンパ管をとおって全身をめぐり、最後に血管に入って血液に戻ります。リンパ節は、首の左右、わきの下、足のつけ根などにあり、古いリンパ液をきれいにして、新しいリンパ液を作っています。

鼻血

　鼻血は子どもがよくくり返す症状です。鼻の粘膜に傷がつく、鼻をぶつけるなどの場合は、通常の反応なので心配ありません。鼻をつまんで下を向き、なかなか血が止まらない場合はティッシュペーパーなどをつめて止血します。咳やくしゃみ、寒暖の差などをきっかけに突然鼻血が出る「特発性鼻出血」のほか、鼻炎や高血圧、白血病、貧血などの場合にも鼻血が出ます。頭を打ったあとに鼻血が出た、血がなかなか止まらない、原因がわからないなどの場合には、お医者さんに診てもらいましょう。

鉄欠乏性貧血

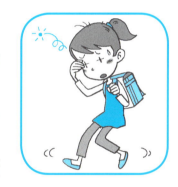

　一般的に「貧血」といえば、この「鉄欠乏性貧血」のことで、赤血球内のヘモグロビンが少なくなることで、顔色が悪い、息切れがしやすい、つかれやすい、イライラするなどの症状が出ます。
　何かの病気が原因の場合は、その治療をします。そうでない場合は、からだに不足しがちな鉄分をおぎないます。海藻や肉、卵、レバーなどを食べましょう。なお、ほかにも再生不良性貧血や溶血性貧血などの重い病気もあるので、お医者さんに相談するといいでしょう。

血小板減少性紫斑病

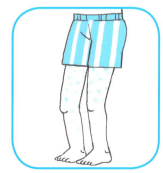

　けがをしていないのに血管から血がもれて、皮膚に青あざのような紫色(紫斑)ができるのが紫斑病です。アレルギー性(→80ページ)の場合もありますが、血小板が減少して起こる「血小板減少性」の場合は注意が必要です。出血しやすい状態が続き、慢性化する人もいます。
　大半は数カ月で治るので、特別な治療をしない人もいますが、ステロイド剤を飲んだり、「ガンマグロブリン」というタンパク質を注射したりします。

皮膚の病気・トラブルを知ろう

子どもの肌はとてもデリケートで、あせもやかぶれ、湿疹などで赤くなったり、ブツブツが出やすくなったりします。かゆいからと、むやみにかいたりしがちですが、しっかりケアをすることで、トラブルをふせぐことができます。

皮膚はこうなっている！

見た目にはとてもうすく見える皮膚ですが、実はいくつもの層が重なったつくりになっています。私たちのからだの中をまもる役割のほか、体温の調節を助ける役割もあります。

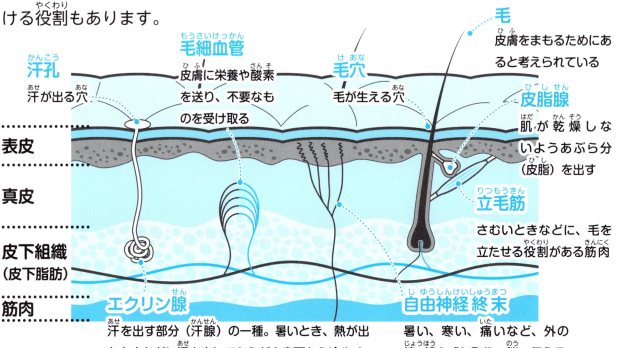

あせも

どんな病気？

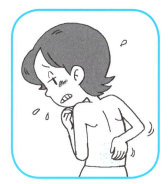

あせもは、汗腺がつまって炎症を起こし、白や赤のブツブツができる症状です。白いあせもの場合はかゆみがほとんどなく、赤いものはかゆみが強くなります。

頭、首、ひじやひざのうらなど、汗をかきやすい場所に多く生じるので、清潔にたもつことが大切です。こまめに汗をふいたり、シャワーで汗を流したりしましょう。吸湿性の高い衣服を着るのも効果的です。症状がひどい場合は、ぬり薬をぬって治療します。

接触性皮膚炎（かぶれ）

どんな病気？

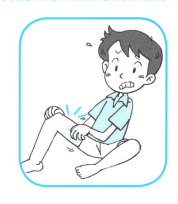

うるしや金属などにさわったことが原因でかぶれるのは「接触性皮膚炎」という病気です。さわったものに対するアレルギー反応で、強い炎症が起こってかゆみやはれが出ます。症状に応じて、ステロイド剤や抗ヒスタミン剤（かゆみ止め）などで治療します。

おむつかぶれなども接触性皮膚炎の一種ですが、アレルギーではなく、便や尿などの刺激が原因です。こまめにおむつや下着をかえる、おむつや下着の通気性をよくする、おむつがえや着がえのときに、からだをふいてきれいにするなどでふせぎましょう。

湿疹

どんな病気？

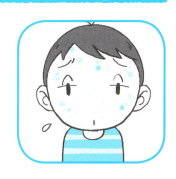

湿疹は、ほとんどの赤ちゃんや子どもが経験する皮膚の病気です。ほおやひたい、耳のうしろなどに小さな赤いブツブツができ、強いかゆみがあります。湿疹は密集したり、重なったり、じくじくしたり、かさぶたのようになったりします。症状によって、ステロイド剤などをぬって治療します。

第5章　そのほかの気をつけたい病気

どんな病気？ 伝染性軟属腫（水いぼ）

おもにわきの下や背中、足などにつやつやした小さな発疹ができます。いぼのまん中が少しくぼんでいるのが特徴です。伝染性軟属腫ウイルスが原因で、アトピー性皮膚炎などで肌のバリア機能が低下していても、起こりやすくなります。

治療法と予防

治療は、専用のピンセットでつまみ取る、液体窒素でかためる、ぬり薬をぬる、自然に治るのを待つなど、いぼのタイプや患者の状況にあわせて、お医者さんと相談しながら進めます。人にうつることもあるため、感染を広げないよう、やたらとさわらない、タオルなどはほかの人と別々に使うなどの予防が必要です。

アタマジラミってなに？ アタマジラミ症

アタマジラミは、頭皮に寄生する吸血性の虫です。成虫でも2〜3ミリメートルと小さいのですが、繁殖力が高く、髪の毛に卵を産みつけて増えます。アタマジラミが寄生すると、強いかゆみが出て、やがて炎症を起こします。

治療法と予防

取りのぞくには、目の細かい「すきぐし」を使い、根元から毛先へとていねいに髪をすきます。一度すいたくしに虫や卵がついていないか見ながら、何度もすきましょう。その後、専用のシャンプーで頭皮や耳のうしろまでしっかり洗います。

アタマジラミは人から人、ものから別の人へと移動します。アタマジラミがある人は、ほかの人と頭をくっつけない、そい寝をしない、同じ帽子やブラシ、寝具、タオルなどを使わない、他人の服などを重ねおきしないなどの予防をしましょう。

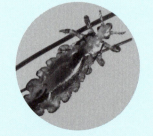

アタマジラミ（写真提供：国立感染症研究所）

皮膚を清潔にしよう！

あせも、湿疹、かぶれ……皮膚トラブルの多くは、適度に清潔さをたもつことでふせぐことができるものばかりです。だからといって、せっけんでゴシゴシ洗えばよい、というわけではありません。つぎのポイントに注意しましょう。

皮膚のトラブルをさけるには

- アレルゲンは可能な限り避ける、さわらない
- しっかりと汗をかいて、汗腺をきれいにたもち、肌を乾燥させないようにする
- 汗はきちんとふく、あるいはシャワーなどできれいに流す
- 帰宅後の手洗いをていねいにおこなう
- 毎日からだをすみずみまで洗い、十分に洗い流す（こすりすぎない）
- 頭は髪の毛も頭皮もしっかり洗い、十分に流す（こすりすぎない）
- タオルはこまめに交換して、毎日洗う
- 服もできるだけ毎日洗い、すすいで、完全に乾かす

皮膚の乾燥に注意しよう！

皮膚の乾燥はかゆみのもとになるだけでなく、フケやかさつきを生み出します。清潔にしようと毎日洗っても、洗いすぎれば皮膚のあぶら分（皮脂）が失われ、うるおいのない乾燥肌になる可能性もあります。しっとりとした皮膚をたもつために、つぎの点に気をつけましょう。

皮膚の乾燥をふせぐには

- 適度な運動をして汗をかく
- 室内の乾燥を避け、適度に加湿器を使う
- コタツや電気毛布は、できるだけ避ける
- 皮膚への刺激が強い衣類（ウールなど）をじかに着ない
- お風呂は、ぬるめのお湯に長めに（20分程度）つかる
- こまめに保湿クリームなどをぬる
- 水分を十分にとる
- 睡眠を十分にとる

第5章 そのほかの気をつけたい病気　111

熱中症ってなに？

　気温35度を超えることもある日本の夏は、湿度も高く、からだには大きな負担です。とくに体力のないお年寄りと体温調節機能が未熟な子どもは、熱中症になりやすいといわれています。手当てがおくれると命にかかわる熱中症とは、どんな病気なのでしょうか？

熱中症はこんな病気

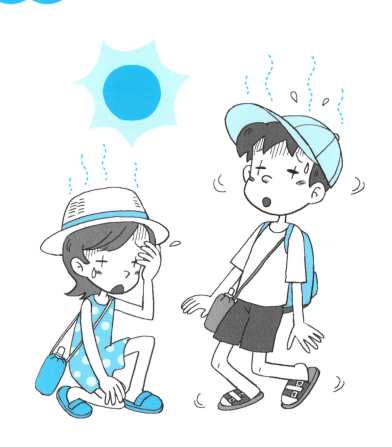

　からだの中に熱がたまり、からだの機能が維持できなくなるのが熱中症です。

　熱中症は室内・屋外に関係なく、温度が高いところに一定時間いると発症します。本来、私たちは汗をかいて体温を下げようとしますが、湿度の高い日本では汗をかいても、なかなか体温が下がりません。そのような状態が続くと、からだの機能が働かなくなります。

熱中症になったら？

　熱中症になったら、すぐに風とおしのよい、すずしいところへ移動することが第一です。そのうえで上着などを脱がして、経口補水液などで水分と塩分を補給します。また、筋肉がけいれんしている、意識がもうろうとしているなど、症状がひどい場合は危険な状態です。すぐに救急車などを呼び、病院へ向かいましょう。

熱中症はこう進む　〜症状の段階〜

症状の重さ	段階	症状	
Ⅰ度 （経口補水液をとるなどして、様子を見る）	熱けいれん 熱失神	●めまい、立ちくらみ ●生あくび、大量の汗	●筋肉痛、筋肉の硬直
Ⅱ度 （お医者さんに診てもらう）	熱疲労	●頭痛、吐き気 ●全身のだるさ、力が入らない	●集中力の低下
Ⅲ度 （入院が必要）	熱射病	●肝臓・腎臓の機能障害 ●呼びかけても返事をしない	●けいれんがある

※日本救急医学会『熱中症診療ガイドライン 2015』より一部改変

熱中症をふせぐには

　熱中症をふせぐには、身のまわりの環境と自分のからだに気を配ることが大切です。つぎのポイントをよく読んで実践するだけでなく、バランスのよい食事をとる、水分・塩分をとるようにして体調をととのえ、炎天下ではげしい運動をさけるようにすることも大事です。

熱中症をふせぐポイント

●強い日ざしをさける
●飲み物を持ち歩き、こまめに水分をとる
●定期的にすずしい場所で休憩する
●通気性のよい服を着る
●外ではぼうしをかぶる
●冷却グッズを身につける
●室内では、エアコンなどですずしさをたもつ
●環境省などが公開している「暑さ指数」を参考にする

第5章　そのほかの気をつけたい病気　113

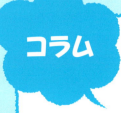

睡眠不足は健康の大敵

　寝ている時間は、子どもが心身ともに大きく成長する時間です。ところが、夜に眠れない子どもが増えています。寝つきが悪かったり、寝ても夜中に目を覚ましたりするなど、短時間睡眠の子どもが多いのです。

　原因は、夜型の生活になっていることです。テレビ、ゲーム、スマートフォン、インターネットなどのほか、親が共働きで夕飯の時間がおそくなったり、塾にかよったりして、寝る時間がおそくなっている場合もあります。

　夜型の生活が続くと、昼間に眠いため授業で集中力を欠いたり、イライラしてキレやすくなったり、体調をくずしやすくなったりします。きちんと睡眠時間がとれるように、生活を見直しましょう。

　また、寝ているあいだにいびきをかき、10秒以上呼吸が止まる状態がひと晩に何度も起こる「睡眠時無呼吸症候群」は、大人だけでなく子どもにも起こる病気です。アレルギー性鼻炎（→72ページ）や副鼻腔炎（→105ページ）などで鼻がつまっていたり、肥満で首まわりに脂肪がついていたりする場合に発症しやすく、昼間に集中力を欠いたり、イライラしてキレやすくなったり、突然強い眠気におそわれたりします。

　治療は、呼吸を妨害している原因が肥満によるものか、病気によるものかを見極めるところからはじまります。ときには手術をする場合もありますので、お医者さんに相談することが大事です。

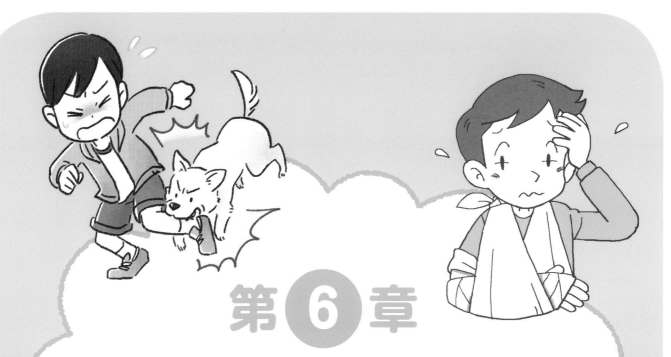

第6章

こんなときは どうするの？

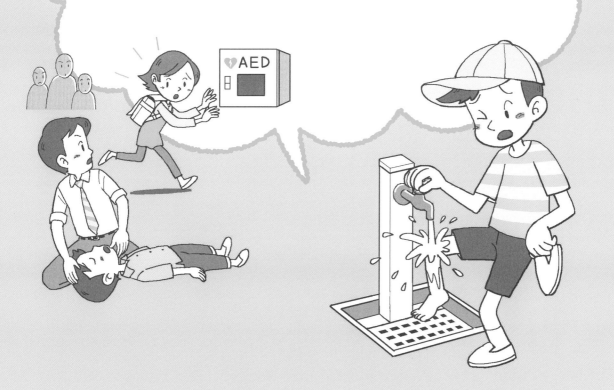

熱が出たとき

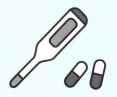

なんとなく、からだが熱っぽくて、かぜを引いたかな？……と感じたら、まずは自分の体温をはかりましょう。その上で、熱があるようなら、まずは安静にして体を休めることが大切です。

体温計を正しく使って、自分の平熱を知ろう

まず大切なのは、自分の平熱（平常時の体温）を知っておくことです。食事や運動、お風呂に入ったあとなどは体温が上がるので、それ以外のときに体温を何回かはかっておき、ふだん元気なときの体温がどれくらいなのかをおぼえておきましょう。

その上で、熱があると感じたら、体温をはかります。体温計には、脇にはさむもの、耳や口の中に入れるものなどがあります。それぞれの体温計によって、正しい使い方がありますので、説明書などをよく読んで、正しいやり方で体温をはかりましょう。

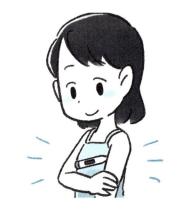

熱の状態にあわせた対応

熱が出ていたら、まずは安静にして、からだを休めることが大切です。寒気を感じて顔色が悪いときなどは、ふとんを厚めのものにしたり、部屋を暖かくしたりする

とよいでしょう。汗をかいたりからだが熱くなって暑さを感じたりするようになったら、ふとんを薄めのものにするなどして、汗をふいて下着を取りかえるとよいでしょう。

高い熱が出ると、思った以上に汗をたくさんかきます。こうした場合、脱水症状になるおそれもありますので、できるだけこまめに水分をとるようにしましょう。

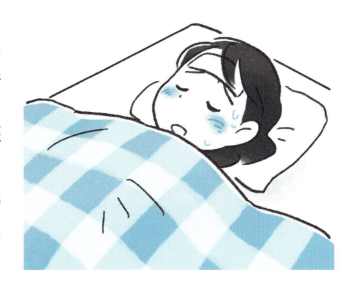

解熱剤の飲み方を知ろう

かぜやインフルエンザで熱が出るのは、からだに入ったウイルスを免疫システムが退治しているからです。しかし、高い熱が出ている状態が続くと、体力をはげしく消耗してしまいます。このため、38度以上の熱が続いてぐったりしていたり、熱のせいで眠れなかったりする場合など、症状に応じて解熱剤を使うのが一般的です。

子どもに安全な解熱剤は、アセトアミノフェンという成分のものです。

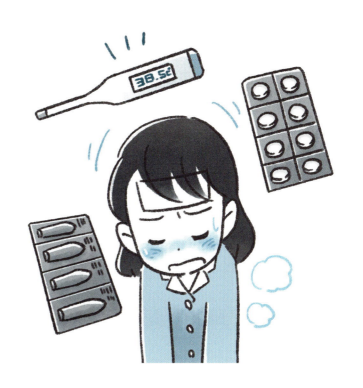

やけどをしたとき

ふだん、よく見られるけがに「やけど」があります。とくに家庭では、火や熱湯、電化製品を使う場所でやけどをするケースが少なくありません。ここでは、やけどをしたときに必要な応急処置について見てみましょう。

やけどはまず冷やす

やけどをしたときに一番大切なことは、やけどをした部位をすぐに冷やすことです。熱湯はもちろん、油がかかってしまったときのやけどでも、水道の水でかまわないので、水をかけて冷やすことがとても大切です。

やけどの広さや重さ、場所、年齢によってちがいますが、20〜30分間ほど冷やすとよいでしょう。指先や脚のやけどなどでは、1時間ほど冷やすことで、症状を軽くすることができます。

また、電気カーペットやカイロなどに長時間ふれて、「低温やけど」と呼ばれる症状が出ることもあります。

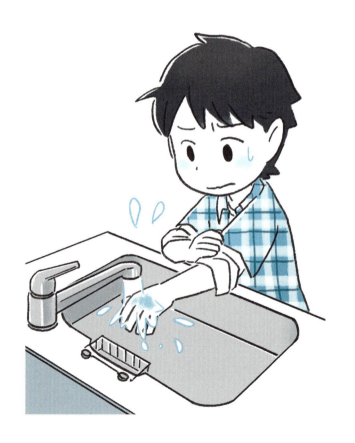

あわてて服を脱がない！

やけどをした部分を冷やす理由は、やけどの症状が進むことをふせぎ、痛みもおさえることができるからです。

また、服の上からやけどをしたときは、あわてて服を脱いだりしないでください。なぜなら、焼けたりした服を脱がせることでより深いやけどになったり、水ぶくれ（水疱）がやぶれて痛みが強くなったりして、治るのに時間がかかってしまいます。服を着たままでよいので、まずやけどした部分を冷やすことが第一です。

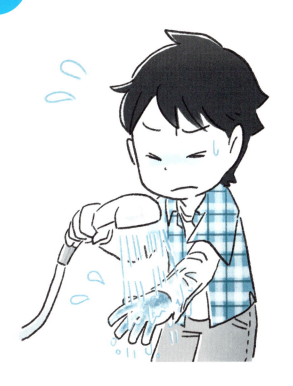

できるだけ早く皮膚科の病院へ

やけどをした部分を冷やすと同時に、できるだけ早く皮膚科の病院で診察を受けることが、やけどを早く治し、傷あとをできるだけ少なくすることにつながります。

やけどの傷に薬や油などをつけてしまうと、その後の治療がしにくくなることがあります。このため、お医者さんの治療を受けるまでは、自分の判断でぬり薬や油などをつけないようにしましょう。

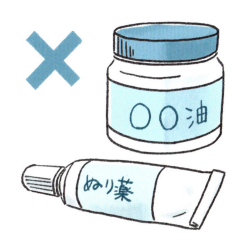

ころんだり落下したりしたとき

スポーツをしているときや、外で遊んでいるとき、友だちやきょうだいなどがころんだり、高いところから落ちたりして、頭や背中など、からだを強く打ってしまうことはよくあります。こうした場合の応急処置について見てみましょう。

頭を強く打ってしまったら

ころんだり、高いところから落ちたりして、頭を打った場合は、まず本人の状態を確かめましょう。ぐったりして呼びかけにこたえなかったり、刺激に反応がない、ひきつけ（けいれん）を起こしていたりする場合は、すぐに救急車を呼びましょう。からだをゆすったりしてはいけません。

本人の意識がはっきりしていて救急車を呼ぶほどでないときは、たんこぶや出血があるかないかを確認します。たんこぶが大きい場合は、お医者さんに診てもらうほうがいいでしょう。病院に行くまでは、はれている部分を軽く冷やしておきます。皮膚から出血している場合は、止血をして（→123ページ）、お医者さんに診てもらいましょう。

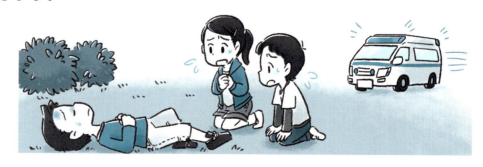

お腹を強く打ってしまったら

　お腹を強く打ってしまったときは、まず横向きに寝てひざを曲げ、楽な姿勢で安静にしていると、軽い打撲であればしだいに痛みがおさまっていきます。

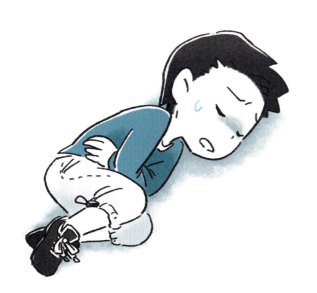

　しかし、自分の力では歩けなくなってしまうような、はげしい痛みをともなう打撲や、からだをエビのようにそらして苦しむような場合、嘔吐している場合には、内臓が傷ついていることも考えられますので、すぐに救急車を呼びましょう。救急車が来るまでのあいだは、横向きにして寝かせ、吐いたものでのどを詰まらせたりしないように注意します。

胸や背中を強く打ってしまったら

　ころんだり高いところから落ちたりするなどして、胸や背中を強く打つこともよくあります。こうした場合も基本的には、お腹を強く打ったときと同じように対処をしましょう。

　軽い打撲であれば、横向きに寝て安静にしているうちに痛みは引いていきます。しかし、はげしい痛みをうったえたり、意識がはっきりしなかったりするような状態であれば、すぐに救急車を呼びましょう。

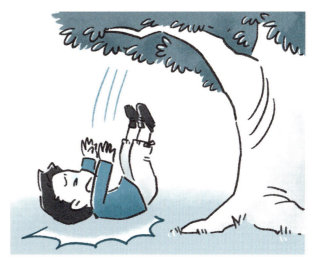

第6章 こんなときはどうするの？　121

すり傷や切り傷ができたり、とがったものがささったりしたとき

ころんで、すり傷ができたり、工作や料理などで切り傷ができたりすることはよくあります。これらのけがへの対処法や、とがった物がささった場合の応急処置などについて見てみましょう。

傷口をきれいな水で洗い流す

すり傷ができたら、まずは水道の水でいいので、すりむいた部分をよく洗いましょう。これにより、傷口についた汚れを落とし、感染症をふせぐことができます。傷口の汚れを洗い流したら、ばんそうこうをはっておきましょう。

はげしくころぶなどして、すりむいたところの皮膚に砂や砂利が食い込んでしまい、流水で洗い流すだけではとれない場合や、顔などをすりむいて傷が残るのが心配なときは、お医者さんに診てもらいましょう。

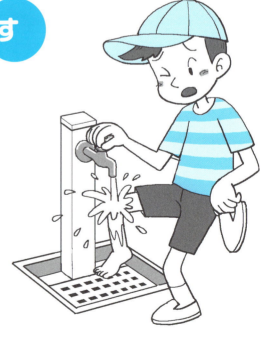

注 ばんそうこうをはったままにしておくと、かえって不潔になるので、しばらくしたらはりかえるか、はがしましょう。

傷が大きい場合は止血をしてすぐに病院へ

切り傷ができた場合、まずはあわてずに、すり傷のときと同じように傷口をきれいな水で洗い流しましょう。洗うことで、切り傷がどのような状態かを知ることができます。傷口をきれいに洗い流したあとは、傷口をしっかりとおさえるように、ばんそうこうをはります。

傷口が大きい場合や、なかなか血が止まらないような深い切り傷の場合は、滅菌されたガーゼを傷口に当ててしっかりとおさえ（止血）、できるだけ早くお医者さんに診てもらいましょう。

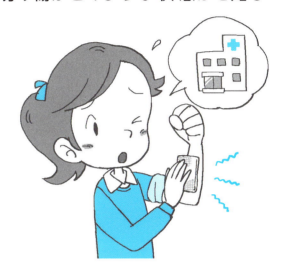

古い釘をふんだら必ず病院で診察を！

とげなどが浅くささり、それが抜けたようなときは、たくさんの血が出るようなことはあまりないかもしれません。このような場合は、きれいな水で傷口を洗い流し、ばんそうこうをはっておきます。一方、太いものがささったり、深くささったりして出血がひどいときは、滅菌されたガーゼで傷口をおさえ、できるだけ早く病院で治療を受けましょう。

古くさびた釘やガラスなどをふんでしまった場合は、病原体に感染してうみができたり（化膿）、破傷風（→64ページ）という命にかかわるような病気になることもあるので、傷口を洗い流して止血をし、必ずお医者さんに診てもらいましょう。

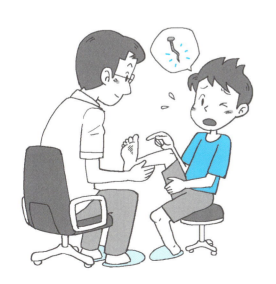

第6章 こんなときはどうするの？

ねんざや脱臼、骨折をしてしまったら？

ころんだりして関節を痛めてしまうのがねんざ。さらにはげしく関節をぶつけて、骨がはずれてしまうのが脱臼。そして、骨が折れてしまうのが骨折です。それぞれのけがについて、どのように起こり、どのように対処すべきかを見てみましょう。

ねんざや突き指は、そえ木を当てて包帯で固定

ねんざは、手首や足首など体の関節部分を強くねじったりして、はれや痛みが生じるものです。ボールが当たったり、ころんだりしてよく起こる「突き指」も、ねんざと同じようなけがです（突き指も、ひどい場合は脱臼や骨折をしていることがあります）。

ねんざや突き指を起こしてしまったら、その部分の関節がぐらぐらしないように、そえ木（副木）を当てて、しっかりと包帯を巻いて固定しましょう。その上で、氷のうなどでけがをした部分を冷やすと、痛みがやわらぎます。あまりに痛みがひどい場合は、お医者さんに診てもらいましょう。

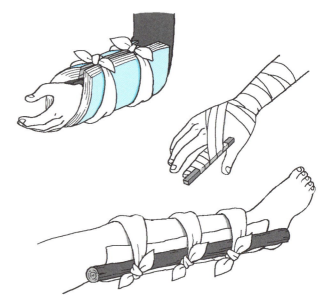

脱臼したらできるだけ早く病院へ

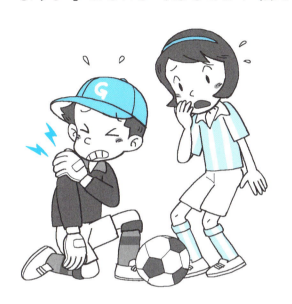

脱臼とは、骨と骨をつなぐ関節の部分がはずれてしまった状態のことをいいます。子どもによくあるのが、転んで手を突いたときや、友だちなどから急に腕を引っ張られたときなどに起こるひじの脱臼です。また、運動をしているときなどに、はげしくころび、肩をぶつけて脱臼することもあります。

脱臼を起こすと、けがをした部分にはげしい痛みとはれが生じ、その部分を動かすことができなくなります。なるべく痛む部分を動かさないようにし、すぐに病院で治療を受けましょう。

ねんざと骨折の判断はむずかしい

骨折とは、その名のとおり、骨が折れてしまうことをいいます。このようにいうと、骨が「ポキン」と折れてしまうことをイメージするかもしれません。もちろん、そのような骨折もありますが、子どもの場合、成長過程でまだ骨がやわらかいので、転んだり高いところから落ちるなどして、骨の膜の内側にひびが入ってしまうこと（線状骨折）がよくあります。

ねんざと骨折の区別をつけて判断するのはむずかしいので、折れた感触がなくても、痛みがはげしかったり、けがをしたところがひどくはれたりしている場合は、そえ木をして、必ずお医者さんに診てもらいましょう。

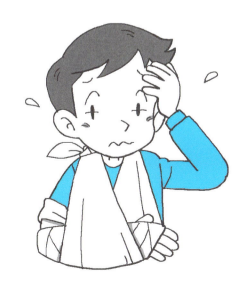

第6章 こんなときはどうするの？

指や爪にけがをしてしまったら

ドアや窓に指をはさんでしまったり、遊んでいて爪をわったりはがしてしまったりと、指先は意外にけがの多い部分です。このような場合の応急処置、また万が一、指を切断してしまった場合の対処についても知っておきましょう。

指をはさんで傷がひどいときは病院へ

ドアや引き戸、引き出しなどに指をはさんでしまうことは、よくあるけがです。中でも、重たいドアのちょうつがい側に指などをはさむと、ひどい場合には、骨折や切断など、重大なけがにつながりますので、十分に注意しましょう。

これらに指をはさんで血が出ているときは、水でよく洗って、滅菌されたガーゼなど清潔なものでその部分を圧迫して止血します。見た目に傷がなくても、重症の場合があるので、痛みがはげしいときには、お医者さんに診てもらいましょう（→ 124 〜 125 ページ）。

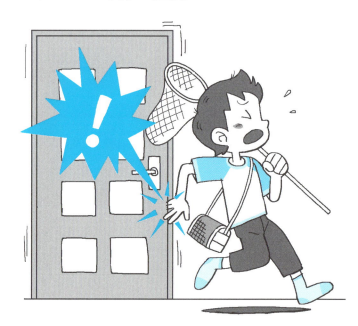

爪のけがへの対処

なにかに引っかけるなどして爪がはがれてしまったら、傷を水で洗って、爪をもとの位置にもどし、ガーゼや包帯などで固定して、お医者さんに診てもらいましょう。そのとき、傷口を汚れた手でさわったりすると、ばい菌に感染してしまうので注意が必要です。

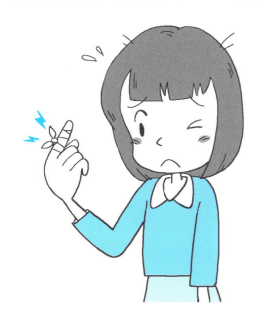

爪が割れたときには、よく洗って、ばんそうこうで固定をします。割れたりはがれたりした爪は、再生します。

また、指先などに血豆ができてしまった場合、ふつうはそのままで自然に治ります。自分で血を抜いたりせず、気になる場合はお医者さんに診てもらいましょう。

もしも指を切断したら……？

もしも指を切断してしまっても、くっつく可能性はあります。傷口に滅菌されたガーゼを当て、その上から包帯をきつめに巻いて圧迫して止血をし、すぐに救急車を呼びましょう。切断された指は、湿らせた滅菌ガーゼでくるみ、それを清潔なビニール袋に入れてしっかりと密閉します。そのビニール袋を、氷水が入った容器や袋などに入れて冷やし、病院へ持っていきます。

切断された指を直接、氷水などに入れると、細胞組織が破壊されて、もとのようにくっつかなくなってしまうので注意が必要です。

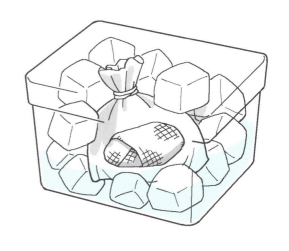

動物にかまれたり、虫にさされたりしたら

ペットのイヌやネコなどにかまれてしまったときには、どのように対処をすればよいのでしょうか？ ハチやドクガなど、身のまわりにいる毒を持った虫にさされてしまったときの応急処置とあわせて、対処法を知っておきましょう。

動物にかまれたらすぐに傷口を洗い流す

イヌやネコなどの身近な動物はもちろん、ネズミやヘビなどの動物にかまれたときは、すぐに傷口を水道水などの流水とせっけんで、しっかりと洗います。そのあとに傷を消毒して、病院へ行きましょう。

血が出ている場合は、傷口を洗い消毒をしたあとで、清潔なガーゼなどでおおい、包帯を巻くなどして圧迫して止血をし、病院へ行きましょう。

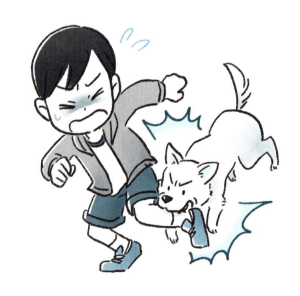

ヘビなどの毒を持つ可能性のある動物にかまれたときは、すぐに救急車を呼び、必ずかまれた動物の種類を伝えるようにしましょう。

128

さされるとこわいハチの毒

ハチにさされたら、皮膚に針が残っていることがあるので、さされたところをよく観察し、針が残っていれば毛抜きで引き抜くか、粘着テープをはりつけてはがし、針を抜きます。その上で、刺された部分を水道水などの流水でよく洗い、ぬれたタオルや氷のうで冷やし、薬をぬります。

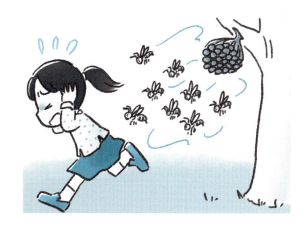

スズメバチやアシナガバチなど、強い毒を持ったハチにさされたときは、からだの中でハチの毒の抗体が過剰反応し、アナフィラキシー・ショック（→81ページ）を引き起こしてしまうことがあります。すぐに救急車を呼ぶなどして、できるだけ早く治療を受けましょう。

ドクガは成虫にも幼虫にも注意

ドクガやチャドクガ、またそれらの幼虫の毛にふれると、何時間かたったあとに、さされたところが赤くなって、はげしいかゆみがあらわれます。また、何度も接触をくり返すと、その度に症状が重くなりますので注意してください。

それらでかぶれたら、服に毛がついていることがあるので、すぐに着がえましょう。かぶれた部分の皮膚は粘着テープを使って毒のある毛を取りのぞきます。その上で、水道水などの流水でかぶれたところをよく洗います。かゆみがひどい場合は、患部を冷やし、お医者さんに診てもらいましょう。

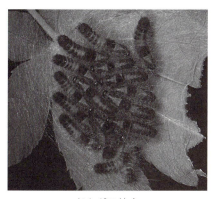

ドクガの幼虫
（写真提供：pieris55／PIXTA）

目や耳、鼻になにか入ったら

目や耳、鼻などになにか異物が入ってしまうと、ついついあわててしまいがちですが、落ち着いて対処をしましょう。どのような場合でも、うまく取れないときには、お医者さんに取りのぞいてもらいましょう。

目にゴミや異物が入ったら

目に小さなゴミなどが入ったときには、水をはった洗面器などに顔をつけ、目をパチパチとさせてゴミをとります。洗剤や薬品などが目に入った場合は、水道水などの流水で、目を洗い流し、お医者さんに診てもらいましょう。

耳に異物が入ってしまったら

小さな虫が耳に入ってしまった場合は、暗い所で耳に懐中電灯の光を当てましょう。虫が光に反応して出てくる可能性があります。かんたんに取れそうなものが耳につまっている場合は、つまっている方の耳を下にして、耳を後ろに少し引っぱりながら、頭の反対側を軽くたたきます。いずれにしても、異物が取れない場合は、耳鼻科のお医者さんに取りのぞいてもらいましょう。

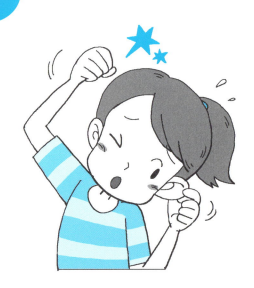

鼻に異物がつまってしまったら

つまったものが外から見えて、つまみ出せそうな場合は、慎重に指でつまみ出します。それがむずかしいときには、反対側の鼻の穴をおさえて、鼻を強くかんでください。それでも取れないときは、耳鼻科のお医者さんに取ってもらいましょう。

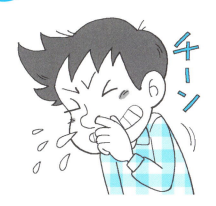

なにか飲み込んでしまったら……

異物を飲み込んでしまうと、のどにつまらせたり、中毒を起こしたりする事故につながります。異物を飲み込んでしまったときの対処法を知っておきましょう。

❶ なにをどのくらい飲んだのかを確認

異物を飲んでしまった場合、「どのような物」を、「どのくらい」飲んでしまったのかによって、対処法がちがいます。まずは落ち着いて、なにをどのくらい飲んでしまったのかを確認し、病院などに連絡をして、どのように対処すべきかを聞きましょう。

❷ 小さいものを飲み込んでしまったら

のどにつまっている場合は、前かがみにさせて、背中を強くたたいて吐き出させます。それでも吐き出さなかったり、息ができなかったりするようなら、すぐに救急車を呼びます。また、電池や画びょうなどは、内臓を傷つけるおそれがあるので、無理に吐かせずにすぐ救急車を呼びましょう。

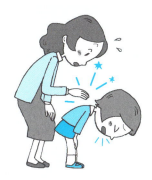

❸ 洗剤などを飲んでしまったら

飲み込んだ量が少ないなら水で口をゆすぎ、牛乳や水などを飲ませて、胃の粘膜を保護します。ジュースや酢、炭酸水は、化学反応を起こすおそれがあるので飲まないようにします。また、あわてて吐かせると、逆流した液体で、口の中や食道を刺激したり、肺に入ったりすることがあるので注意が必要です。いずれにしても、できるだけ早く、お医者さんに診てもらいましょう。

第6章 こんなときはどうするの？　131

AEDの使い方を知っておこう

AEDとは「自動体外式除細動器」のことで、病気の急変や事故などで心臓の動きが正常にならない場合に、これを再び正常に動かして命を救うための医療器具です。AEDを適切に使うことで、救急車が来るまでのあいだ、状況が悪化するのをふせぐことができる可能性があります。

命にかかわる心臓の不整脈

心臓の動きが正常でない状態を心停止といい、心臓が細かくふるえて血液を送り出せなくなる不整脈（心室細動）によるものと、そうでないものとがあります。心室細動による心停止は、AEDによる電気ショックでの処置が可能です。AEDは、心臓の状態を機械が判断し、電気ショックが必要かどうかを教えてくれたうえで、必要に応じて電気ショックを与えることで、心室細動を止めて心臓のリズムを正常に戻すことができます。

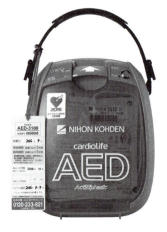

AED本体
（写真提供：日本光電工業）

AEDの置いてある場所を知っておこう

AEDは、学校や駅、たくさんの人が集まる場所などに設置されています。まずは自分の身のまわりで、どんなところにAEDが置いてあるのかを、事

前に知っておくとよいでしょう。もしも心停止がうたがわれる状況で倒れた人に出あった場合に、ＡＥＤをその人に使うべきかどうかの判断や、使うべきである場合の使い方の指示を、ＡＥＤが音声や画像で教えてくれます。まずは落ち着いて、救急車を呼び、ＡＥＤの指示にしたがいましょう。

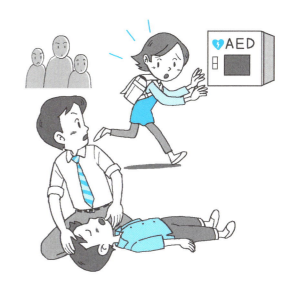

ＡＥＤの使い方

ＡＥＤを使うときは、まず電源を入れます。ＡＥＤの機種によっては、フタを開けるだけですぐに電源が入るものもあります。

つぎに倒れている人の服の前をはだけ、ＡＥＤの電極パッドを右胸の上と左胸の下にはります。するとＡＥＤが、電気ショックが必要かどうかを判断します。「ショックが必要」と音声で教えてくれた場合、まわりの人が倒れている人にふれていないことを確認して、ショックボタンを押します。電気ショックのあとは、すぐに心臓マッサージ（胸骨圧迫）をします。ＡＥＤの指示にしたがって、約２分おきに心臓マッサージとＡＥＤの手順をくり返します。

「電気ショックは不要」と機械が判断した場合も、倒れている人に反応がなかったら、必ず心臓マッサージを行いましょう。もちろん、いずれの場合もすぐに救急車を呼びます。

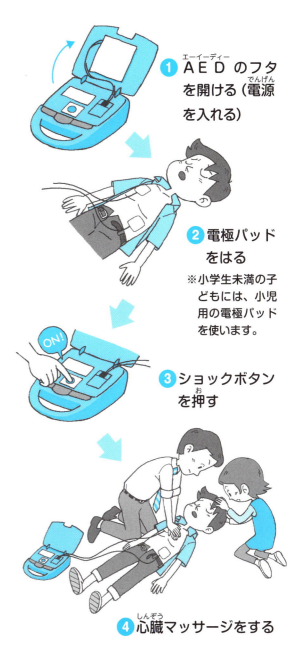

❶ ＡＥＤのフタを開ける（電源を入れる）

❷ 電極パッドをはる
※小学生未満の子どもには、小児用の電極パッドを使います。

❸ ショックボタンを押す

❹ 心臓マッサージをする

第6章 こんなときはどうするの？

薬を上手に使おう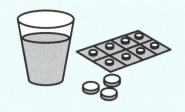

痛みや熱などの症状をおさえ、病気やけがを早く治すために使うのが薬です。薬には飲み薬やぬり薬、目薬など、さまざまなものがあります。それぞれの正しい使い方を知り、上手に使うためにはどうすればよいのかを見てみましょう。

薬の役割は病気やけがをより早く治すこと

人のからだには、もともと病気やけがを自然に治そうとする力（自然治癒力）があります。心やからだが健康であれば、この自然治癒力が高くなります。ですから、ふだんから食事をきちんととって、しっかり運動をして、ぐっすりと眠ることで、自然治癒力を高めておくことが大切です。

その上で、薬は病気やけがをしたときに、病原体をやっつけたり、熱や痛みなどをおさえることで、より早く治すのに役立ちます。

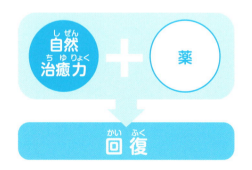

定められた用法・用量をまもろう

薬を使うときに一番大切なことは、それぞれの薬に定められた飲み方や時間（用法）と、使う量（用量）を正しくまもることです。

たとえば、飲み薬の場合、決められた量の2倍を飲んだり、飲む回数を2倍に増やしたりしたからといって、2倍速く治るわけではありません。むしろ、薬の作用が必要以上に強くなってしまい、からだに悪い影響が出る（副作用）ことがあります。また、食事のあとに飲むべき薬を食事の前に飲んでしまったりすると、薬の効果がよく発揮されないこともあります。

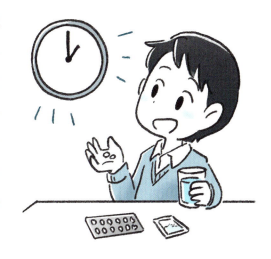

薬の正しい使い方

飲み薬を飲むときには、コップ1杯の水かぬるま湯と一緒に飲みましょう。ジュースやお茶などで飲んではいけません。

目薬をさすときには、容器の先が目やまつげにふれないように、薬を1滴だけ目に落とし、手で目をこすらないようにしましょう。

ぬり薬は、手と薬をぬる場所をきれいに洗い、決められた量を指先につけてぬり、よく伸ばします。

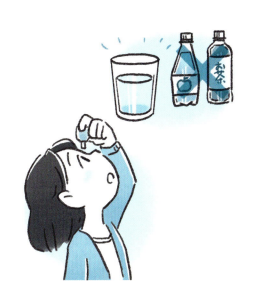

サプリメントは薬じゃない

最近では、毎日の生活の中でサプリメントをとる人も増えています。薬と同じように思われがちなサプリメントですが、実は薬ではありません。薬（医薬品）は、「薬機法」という法律にもとづいて作られていますが、サプリメントは食品（栄養補助食品）に分類されるもので、病気の予防や治療を目的としたものではありません。

50音順さくいん

あ行

ＲＳウイルス	36,42,51
ＲＳウイルス感染症	51
悪玉菌	55
アスピリン	70,71
アセトアミノフェン	117
あせも	108,109,111
アタマジラミ症	110
アデノウイルス	36,42,50,92
アデノウイルス感染症	50
アトピー性皮膚炎	73,76,78,79,82,110
アナフィラキシー・ショック	81,129
アメーバ	41,95
アレルギー(性)	68,69,70,76,78,80, 82,92,107,109
アレルギー症状	72,81
アレルギー性結膜炎	69,73
アレルギー性紫斑病	80
アレルギー性鼻炎	69,72,76,105,114
アレルギー性皮膚炎	69
アレルギー反応	69,70,74,75,109
アレルゲン	70,71,72,73,74,76,77, 78,79,80,81,111
アレルゲン検査	71
胃酸	12
意識障害	53,60
胃腸炎	12,41,50
遺伝子	24,39,87
イワノフスキー	33
インスリン	19
咽頭炎	59
咽頭結膜熱(プール熱)	50
インフルエンザ(流行性感冒)	7,22,26,29,30,31,35, 38,39,42,65,66,117
インフルエンザウイルス	25,30,38,39,42
インフルエンザ菌	29,63
ウイルス	6,8,9,22,24,26,30,31,32,33, 34,35,36,37,40,41,42,44,49, 50,53,54,66,92,95,98,103, 106,117
ウイルス性胃腸炎	40,41
ウイルス性肺炎	42
永久歯	99,102
栄養補助食品	135
ＡＥＤ	132,133
Ａ型肝炎	29
ＭＲ	29,43
遠視	87,88,89,90
エンテロウイルス	52,92
黄色ブドウ球菌	34,65,93

オウム病	62
オウム病クラミジア	62
O-157	27,63
緒方洪庵	33
おたふくかぜ	26,29,48,49,65
親知らず	99

か行

外耳道炎	105
潰瘍性口内炎	102
顎下腺	48,65
顎骨炎	100
角膜炎	95
角膜ヘルペス	45
過食症	15
かぜ	7,36,37,42,50,51,56,73,102,103,104,105,116,117
かぜ症候群	36
学校感染症	65
学校保健安全法	65
合併症	20,46,48,49,52,58,59,61,62,80
化膿	123
カビ	24,34,70,71,95
かぶれ	108,109,111,129
花粉症	72,73,74,75
杆菌	54
眼精疲労(つかれ目)	90
感染症	12,22,23,26,27,28,31,32,34,36,48,51,54,56,62,65,66,82,95,102,122

感染性胃腸炎	12,41
乾燥肌	111
眼底検査	89
カンピロバクター	41,54,63
ガンマグロブリン	107
気管支	51,57,76,77
気管支炎	37,51,62
気管支ぜんそく(小児ぜんそく)	15,76
寄生虫	8,22,41
球菌	54
急性咽頭炎	103
急性出血性結膜炎	92
牛痘	33
吸入ステロイド薬	77
狂犬病	29
胸骨圧迫 → 心臓マッサージ	
去痰剤	57,77
近視	86,87,88,89,90
空気感染	26,45,46,60
クリプトスポリジウム	41
経口補水液	41,113
血液感染	27
結核	60,61
結核菌	25,32,54,55,60,61
結核性髄膜炎	60
血小板減少性紫斑病	107
血糖降下薬	19
結膜炎	46,73,90,92
解熱剤	37,42,43,47,51,59,62,63,103,117
減感作療法 → 免疫療法	

137

抗アレルギー剤	73,77,78,80
後遺症	53
抗ウイルス剤	42,45,66
抗炎症剤	82,103
口蓋扁桃	98,103
睾丸炎	49
抗菌薬	34,55,64,92,93,95
抗けいれん薬	64
高血圧(高血圧症)	18,19,94,107
抗原	68,70
抗原抗体反応	68
高脂血症 → 脂質異常症	
光視症	94
口唇ヘルペス	45
抗生物質	34,35,37,45,52,53,55,
	57,59,61,62,63,64,65,
	66,95,105
抗体	68,69,129
口内炎	98,102
抗破傷風ヒト免疫グロブリン注射	64
抗ヒスタミン剤	73,80,109
呼吸困難	38,51,80,81
コガタアカイエカ	53
コクサッキーウイルス	51,52,92
骨折	17,124,125,126
コッホ	32
コプリック斑	46
コレラ菌	32
コロナウイルス	36

さ行

細菌	6,8,9,22,24,25,26,32,33,34,35,
	41,53,54,55,57,59,62,63,64,92,
	93,95,98,103,105,106
細菌性髄膜炎	53
細菌性腸炎(大腸カタル)	63
細菌性肺炎	63
再生不良性貧血	107
サプリメント	135
サルファ剤	34,35,70
サルモネラ菌	41,54,63
酸素吸入	57
霰粒腫	93
Ｃ型肝炎	27
ジェンナー	33
耳下腺	48,65
色覚検査	89
歯根膜炎	100
脂質異常症(高脂血症)	19
歯周病	102
歯髄炎	100
自然治癒力	134
湿疹	108,109,111
自動体外式除細動器 → ＡＥＤ	
歯肉炎	102
紫斑	80,107
紫斑病	107
ジフテリア(菌)	29,32,57
視野狭窄	94
弱視	87,88

視野検査 　89

斜視 　88

集団感染 　46

集中治療室 　64

種痘所 　33

消化性潰瘍 　15

猩紅熱 → 溶連菌感染症

小児結核 　60

小児ぜんそく 　73,76

初感染結核 　60

食あたり 　12

食中毒 　41,55,63

食物アレルギー 　81

心因性視力障害 　96

心筋梗塞 　19

人工涙液 　75,91

心室細動 　132

心身症 　15,96

心臓病 　18

心臓マッサージ 　133

心停止 　132,133

じんましん 　80,81

膵炎 　49

水痘(水ぼうそう) 　29,44,45

水痘・帯状疱疹ウイルス 　45

水疱 → 水ぶくれ

髄膜炎 　53,62

髄膜炎菌 　29

睡眠時無呼吸症候群 　114

睡眠障害 　10,15

ステロイド剤 　73,80,82,93,107,109

ストレス 　14,15,19,76,79,90,96

生活習慣病 　18,20

成人病 　18

成人用ジフテリアトキソイド 　29

成長曲線 　13

正乱視 　89

世界保健機関(ＷＨＯ) 　35,46

赤痢菌 　32,54,63

接触感染 　26,38,45,46,48,52,57,62

接触性皮膚炎(かぶれ) 　109

線状骨折 　125

ぜんそく 　69,77,82

善玉菌 　55

潜伏期間 　43,44,48,50,51,52,
　53,57,58,62,64

喘鳴 　51,76

粟粒結核 　60

た行

帯状疱疹 　45

対症療法 　37,41,42,45,47,50,
　51,52,53,62

耐性ウイルス 　66

耐性菌 　55,66

大腸カタル 　63

大腸菌 　54,55,64

体内時計 　10,11

多剤耐性菌 　66

多細胞生物 　24

脱臼 　124,125

脱水症状 41,57,63,117

タバコモザイクウイルス 33

WHO → 世界保健機関

単細胞生物 24

短時間睡眠 114

単純ヘルペスウイルス 92

炭疽菌 32,54

タンパク質 24,61,107

チアノーゼ 56,57,81

蓄膿 105

中耳炎 46,105

腸炎ビブリオ 41

腸管アデノウイルス 41

鎮痛剤 59,105

つかれ目 90

突き指 124

手足口病 22,52

DPT-IPVワクチン 57,64

低温やけど 118

定期接種 29,43,45,47,61,63,64

鉄欠乏性貧血 107

伝染性紅斑（リンゴ病） 52

伝染性軟属腫（水いぼ） 110

伝染性膿痂疹（とびひ） 65

天然痘 33,35

糖尿病 13,18,19,82,94

動脈硬化 82

ドクガ 129

特発性鼻出血 107

とびひ 65

ドライアイ 90,91

な行

生ワクチン 29

難聴 49

日本脳炎 27,29,53,66

乳歯 99

尿路感染症 64

任意接種 29,49

熱けいれん 113

熱失神 113

熱射病 113

熱中症 112,113

ネット依存 15

熱疲労 113

ねんざ 124,125

脳炎 46

脳症 56

脳卒中 19

ノロウイルス 25,27,40,41

は行

Barker仮説 20

肺炎 37,38,42,46,51,56,59,62,63,102

肺炎球菌 29,54,55,63

ばい菌 6,12,24,91,104,106,127

麦粒腫（ものもらい） 93

はしか 26,29,43,46,47,50,65,66

破傷風 29,57,64,123

破傷風菌 32,54,64

破傷風トキソイド 29

白血病	107
鼻血	107
はやり目	50,65,73,92
パラインフルエンザウイルス	42
パラ百日咳菌	57
B型肝炎	27,29
BCG	29,61
鼻炎	73,107
微生物	24,34,95
ヒトパピローマウイルス	29
ヒトパルボウイルス	52
飛蚊症	94
飛沫感染	26,38,43,45,46,48,50,52,57,58,62
肥満	12,13,18,19,20,114
百日咳	29,56,57
百日咳菌	54,57
ヒヤリ・ハット体験	16
病原性大腸菌	41,63
病原体	22,24,26,28,31,32,63,66,68,70,123,134
病原微生物	24
日和見菌	55
鼻涙管	84,95
鼻涙管閉塞症	95
貧血	52,107
風疹	26,29,43,50,65
風疹ウイルス	43
プール熱	50,65,92
ふ化鶏卵	30
不活化処理	30

不活化ポリオ	29,57
不活化ワクチン	29
副作用	82,135
副腎皮質ホルモン誘導体	82
副鼻腔炎	105,114
不整脈	132
不正乱視	89
ブドウ球菌	24,25,54
フレミング	34
プロントジル	34
平熱	116
ベクター感染	27
ペスト菌	32
ペニシリン	34,70,81
ヘルパンギーナ	51
ヘルペスウイルス	45,95
ヘルペス性歯肉口内炎	45
扁桃炎	59,103
扁桃	50,58,98,103
防御反応	15
膀胱炎	50
ボツリヌス菌	54,55
ポリオ	29

ま行

マイコプラズマ	62
マイコプラズマ肺炎	62
麻疹(はしか)	29,46
麻疹ウイルス	46
マラリア	27

慢性中耳炎	105
水いぼ	110
水ぶくれ（水疱）	44,45,51,52,65,119
水ぼうそう	22,26,29,35,44,45,65
三日ばしか	43
ミュータンス連鎖球菌	100
民間療法	37,61,78
ムーンフェイス	82
無菌性髄膜炎	49,53
虫歯	98,100,101
虫歯菌	99,100,101
ムンプスウイルス	48
免疫	23,28,33,35,43,61,62,66,68,70
免疫システム	8,9,19,22,23,28,37,68,69,82,106,117
免疫療法（減感作療法）	73,77,80
免疫力	8,9,11,36,38,52,65,103
網膜剥離	94
ものもらい	93
薬機法	135

や・ゆ・よ

やけど	17,118,119
溶血性貧血	107
溶連菌（溶連性連鎖球菌）	58,59
溶連菌感染症（猩紅熱）	58
抑うつ	15
予防接種	29,31,33,35,47,49,64

ら行・わ

ライノウイルス	36
らせん菌	54
乱視	89,90
卵巣炎	49
ランブルべん毛虫	41
リウマチ	82
流行性角結膜炎（はやり目）	50
流行性感冒 → インフルエンザ	
流行性耳下腺炎（おたふくかぜ）	29,48
リンゴ病	52
リンパ液	106
リンパ節	43,58,106
涙点プラグ	91
涙嚢炎	95
レーシック手術	86
連鎖球菌	34,54
レントゲン検査	63
老眼	88,90
ロタウイルス	29,41
ワクチン	28,29,30,31,32,35,38,39,42,43,45,47,49,51,53,57,61,62,63,64,66

142

◆主な参考文献・ホームページ

『最新 家庭の医学百科』（主婦と生活社）

『オールカラー版 家庭の医学【第3版】』川名正敏・総監修（成美堂出版）

『改訂版 子どもの病気・けが 救急＆ケア BOOK』秋山千枝子・監修（世界文化社）

『最新 0～6歳 赤ちゃんと子どもの病気事典』武隈孝治・監修（ナツメ社）

『はじめてであう小児科の本【改定第四版】』山田真・著（福音館書店）

『お母さんに伝えたい 子どもの病気ホームケアガイド【第4版】』日本外来小児科学会・編著（医歯薬出版）

『からだのふしぎ たんけんえほん』阿部和厚・監修（PHP研究所）

『あぶない！ 守ろう！ だいじな目』（全2巻）枝川宏・監修（汐文社）

『小学生の身の回りの事故防止ガイド』（東京都生活文化局消費生活部生活安全課）

厚生労働省ホームページ

文部科学省ホームページ

国立感染症研究所ホームページ

日本医師会ホームページ

一般社団法人予防衛生協会ホームページ

一般社団法人日本呼吸器学会ホームページ

神奈川県衛生研究所ホームページ

一般社団法人岐阜県薬剤師会ホームページ

公益財団法人日本眼科学会ホームページ

公益財団法人日本学校保健会ホームページ

日本細菌学会ホームページ

一般社団法人日本小児内分泌学会ホームページ

一般社団法人日本生活習慣病予防協会ホームページ

公益社団法人日本皮膚科学会ホームページ

公益社団法人日本薬剤師会ホームページ

株式会社東邦微生物病研究所ホームページ

ファイザー株式会社ホームページ

アステラス製薬株式会社ホームページ

デンカ生研株式会社ホームページ

MSD株式会社ホームページ

塩野義製薬株式会社ホームページ

協和発酵キリン株式会社ホームページ

第一三共ヘルスケア株式会社ホームページ

参天製薬株式会社ホームページ

スマート・ライフ・プロジェクト事務局ホームページ

東京医科大学病院ホームページ

独立行政法人国立病院機構ホームページ

一般社団法人日本救急医学会ホームページ

◆監修者紹介

秋山千枝子（あきやま ちえこ）

あきやま子どもクリニック院長。公益社団法人日本小児保健協会会長。福岡大学医学部を卒業後、同大学の小児科に勤務。その後、国立精神・神経センター神経研究所、緑成会整育園小児科医長を経て、東京都三鷹市にあきやま子どもクリニックを開院。日本小児科学会専門医、日本小児神経学会専門医。
主な編書・監修書に、『改訂版 子どもの病気・けが 救急＆ケア BOOK』（監修、世界文化社）、『育てにくさの理解と支援～健やか親子21（第2次）の重点課題にむけて～』（編集、診断と治療社）など。

◆画像提供
　国立感染症研究所、日本光電工業株式会社、PIXTA

◆イラスト
　佐田みそ、髙木一夫

◆執筆
　加藤達也、瀬沼健司、澤野誠人

◆校閲・校正
　株式会社鷗来堂、株式会社ワード、大橋直文

◆ブックデザイン
　高岡雅彦

◆企画・編集
　澤野誠人（株式会社ワード）

CD61039

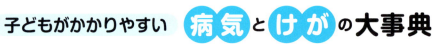

——「予防」の大切さから、かかったときの「対処」まで

2018年1月　初版第1刷発行

発行人　志村直人
発行所　株式会社くもん出版
〒108-8617　東京都港区高輪 4-10-18　京急第1ビル 13F
電話　03-6836-0301（代表）
　　　03-6836-0317（編集部直通）
　　　03-6836-0305（営業部直通）
ホームページアドレス　http://www.kumonshuppan.com/
印刷・製本　大日本印刷株式会社

NDC490・くもん出版・144P・2018年・ISBN978-4-7743-2706-8
© 2018 KUMON PUBLISHING Co.,Ltd.
Printed in Japan
落丁・乱丁がありましたら、おとりかえいたします。
本書を無断で複写・複製・転載・翻訳することは、法律で認められた場合を除き禁じられています。購入者以外の第三者による本書のいかなる電子複製も一切認められていませんのでご注意ください。